KOSMETIK

EIN LEITFADEN FÜR PRAKTISCHE ÄRZTE

VON

DR. EDMUND SAALFELD
SANITÄTSRAT IN BERLIN

SECHSTE
VERBESSERTE AUFLAGE

MIT 20 ABBILDUNGEN

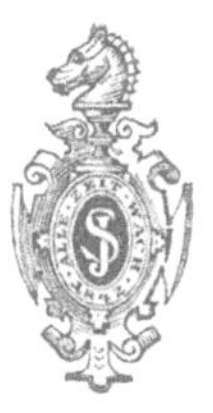

SPRINGER-VERLAG BERLIN HEIDELBERG GMBH
1922

ISBN 978-3-662-35717-0 ISBN 978-3-662-36547-2 (eBook)
DOI 10.1007/978-3-662-36547-2

URSPRÜNGLICH ERSCHIENEN BEI JULIUS SPRINGER IN BERLIN 1922

Vorwort zur ersten Auflage.

Im Jahre 1892 veröffentlichte ich in den „Therapeutischen Monatsheften“ eine Artikelreihe über Kosmetik, die später gesondert als Broschüre erschien. Seitdem habe ich diesem Spezialgebiet der Dermatologie unausgesetzt meine Aufmerksamkeit gewidmet und bei den verschiedensten Gelegenheiten die Berechtigung der Kosmetik als Teilgebiet der wissenschaftlichen Dermatologie betont.

Ich hielt es daher für angezeigt, Ärztekurse über Kosmetik abzuhalten. Von meinen Zuhörern wurde mehrfach das Ersuchen an mich gestellt, meine Vorträge in Buchform erscheinen zu lassen. Dieser Aufforderung bin ich nun in dem vorliegenden kleinen Buch nachgekommen und hoffe, daß es den Bedürfnissen des Praktikers entsprechen wird.

Berlin, im November 1907.

Saalfeld.

Vorwort zur sechsten Auflage.

Nach weniger als zwei Jahren ist das Erscheinen einer neuen Auflage der „Kosmetik“ notwendig geworden. In dieser habe ich ebenso wie auch in den früheren mich bemüht, alle Neuerungen auf dem Gebiete der Kosmetik heranzuziehen. Auch hierbei war ich bestrebt, den Bedürfnissen der ärztlichen Praxis weitestgehend Rechnung zu tragen.

Berlin, im August 1922.

Saalfeld.

Inhaltsverzeichnis.

Erstes Kapitel.

Schlechter Teint. — Seborrhoe, Komedonen und Akne.

Meine Damen und Herren! Noch nicht lange Zeit ist verflossen, seitdem die Kosmetik in den Kreis ärztlicher Betrachtungen gezogen ist. Nur zu lange ist dieses Sonderfach der Dermatologie den Kurpfuschern überlassen worden, und auch heute noch können Sie aus vielen Zeitungen ersehen, was auf diesem Gebiete gesündigt wird. Wieviel Anpreisungen gegen schlechten Teint sind täglich in den Zeitungen zu lesen, und doch, welch einen Nonsens bedeutet eine solche Anpreisung! Es ist eben ein Unding, ein bestimmtes Mittel gegen den schlechten Teint empfehlen zu wollen. Das ergibt sich ohne weiteres, sobald wir zur Beantwortung der Frage schreiten; „Was ist ein schlechter Teint? Aus welchen pathologischen Einzelheiten setzt sich ein schlechter Teint zusammen?" Auf der einen Seite ist es, um sogleich die wichtigste Teintanomalie hervorzuheben, eine übermäßige Fettabsonderung, die einen schlechten Teint hervorruft, und auf der anderen Seite das Gegenteil, eine übermäßig herabgesetzte Fettabsonderung. Im letzten Falle müssen wir den Fettgehalt der Haut zu vermehren, im ersten zu vermindern suchen. Wir müssen also auch in der Kosmetik wie in der gesamten Medizin individualisieren.

Betrachten wir zuerst als das häufigere Übel die übermäßige Fettabsonderung, die Seborrhoe, die — ganz allgemein gesagt — durch eine vermehrte Tätigkeit der Talgdrüsen sowie durch eine Hyperkeratose der Follikelwand bedingt ist. Es liegt außerhalb des Rahmens unserer Betrachtung, die Frage zu erörtern, ob und inwieweit zur Hypersekretion der Talgdrüsen noch eine solche der Knäuel-(Schweiß-)drüsen hinzutritt.

Wir können zwei Formen der Seborrhoe unterscheiden: die Seborrhoea oleosa und die Seborrhoea sicca, die allerdings bisweilen ineinander übergehen. Die erste zeigt sich, soweit es die Kosmetik angeht, hauptsächlich im Gesicht; letztere bevorzugt neben dem Gesicht noch den behaarten Kopf. Bei der ersteren Form finden Sie in ausgeprägten Fällen das Gesicht ölig, glänzend; besonders fällt die Nase mit ihren zahlreichen Talgdrüsen durch den Glanz auf. Zur Sicherung der Diagnose können Sie noch ein Stück Seidenpapier auf eine erkrankte Stelle des Gesichts aufdrücken, Sie werden dann auf dem Papier einen starken Fettfleck finden. Das Phänomen zeigt sich ebenfalls, wenn auch in geringerem Maße, bei der Seborrhoea sicca des Gesichts — auf die Seborrhoe des behaarten Kopfes werden wir später bei der Besprechung der Alopecia praematura einzugehen haben. Sie finden bei der trockenen Form der Seborrhoe — die Unna in den meisten Fällen als zu seinem Eczema seborrhoicum gehörig reklamiert — auf dem Gesicht gelbliche bis gelblichbräunliche Auflagerungen, nach deren Abhebung in ausgesprochenen Fällen eine leicht entzündete und etwas sezernierende Stelle zutage tritt. Diese zeigt dann erweiterte Talgdrüsen, und den Ausgüssen derselben entsprechend finden Sie auf der unteren Partie der Schuppen stalaktitenartige Zapfen.

Als weitere Begleit- oder Folgeerscheinungen der Seborrhoe, und zwar sowohl der Seborrhoea oleosa wie der Seborrhoea sicca, finden wir nicht selten die Bildung von Komedonen (Mitessern) und von Akneknötchen. Die ersteren stellen die bekannten kleinen schwarzen Punkte dar, die sich mehr oder weniger über das ganze Gesicht verbreiten, besonders aber an der Nase, Stirn, Kinn und dem inneren Teil der Ohrmuschel zeigen. Die Komedonen bestehen aus einem Gemisch von Fett und Hornlamellen. Je nachdem der eine Teil über den anderen prävaliert, haben wir es mit weicheren oder festeren Gebilden zu tun. Die Mitesser von gelblich bis gelblichbrauner Farbe von 1—3 mm Länge und $^1/_2$—1 mm Durchmesser, zeigen eine ovale Form. Nicht selten findet man in den Komedonen eine Milbe, den Acarus folliculorum, dem eine pathogene Bedeutung nach unseren bisherigen Kenntnissen nicht zukommt. Die anatomischen Verhältnisse eines Akneknötchens ergeben sich aus der Abb. 1.

Sie sehen den Ausführungsgang der Talgdrüse erweitert; das Lumen ist zum größten Teil mit abgestoßenen und verhornten Epithelmassen sowie Leukozyten und Detritus angefüllt; ferner besteht um die Drüse herum eine kleinzellige Infiltration als Zeichen des Entzündungsprozesses, außerdem können Sie in mäßigem Grade, aber deutlich, eine übermäßige Verhornung der Haut sowie der Follikelauskleidung wahrnehmen.

Von einigen Autoren, besonders von Unna, sind bestimmte Mikroben als Erreger der Akne angesehen worden, von anderer Seite ist wiederum deren Spezifität bestritten worden.

Daß es sich bei der Komedonen- und Aknebildung nicht um einfache ausschließliche Alteration der Talgdrüsen handelt, daß vielmehr eine „flächenhafte Hyperkeratose der Oberhaut vorhanden ist, welche durch Fortsetzung auf die Follikelmündung zur Komedonenbildung führt", haben die ausgezeichneten Untersuchungen Unnas gelehrt. Für die Richtigkeit der Unnaschen Anschauungen spricht aber nicht nur der von ihm erhobene

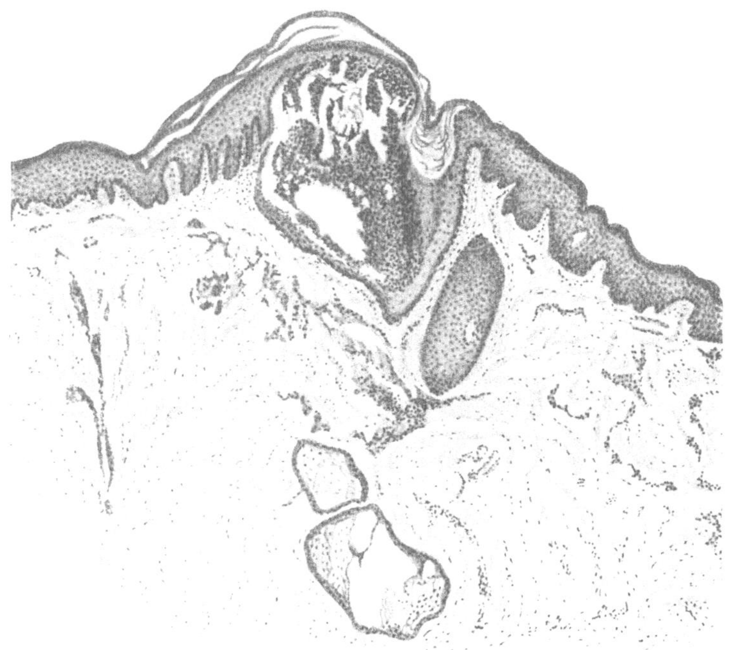

Abb. 1. Durchschnitt durch einen Akneknoten.

mikroskopische Befund. Es sprechen vielmehr dafür auch die guten Erfolge aller therapeutischen Bestrebungen, welche in den Schälmethoden, auf die wir noch später zu sprechen kommen, sich kundgeben. — Den leichtesten Grad der Aknebildung stellt die Akne punctata dar. Ist die Eiterbildung stärker geworden, so sprechen wir von einer Akne pustulosa, zeigt die Entzündung einen größeren Umfang, ohne daß die Eiterbildung zu sehr in den Vordergrund tritt, so bildet sich die Akne indurata aus, bei der es sich meist um größere, gewöhnlich etwas schmerzhafte, harte Knoten handelt.

Die Prognose der Seborrhoe und Akne hängt nicht unwesentlich von der Ausdauer und Konsequenz des Arztes und Patienten ab und ist im allgemeinen als günstig zu bezeichnen, da wir durch unsere therapeutischen Maßnahmen meist eine Besserung bzw. Heilung dieser Zustände erreichen können, dieselben aber außerdem nach mehrjährigem Bestehen spontan zu schwinden pflegen. Selbstverständlich ist es durchaus falsch, wenn unter Berücksichtigung und mit der Begründung des letzteren Einwandes überhaupt davon abgeraten wird, die Seborrhoe nebst Komedonen- und Aknebildung ärztlich behandeln zu lassen, auch wenn wir uns nicht verhehlen dürfen, daß manche Fälle äußerst hartnäckig sind, trotz aller unserer Bestrebungen — besonders dann, wenn wir die ätiologischen Momente nicht beseitigen können — ein Rezidiv auf das andere folgt. In solchen Fällen können wir nur die Intensität und Dauer des neuen Schubes durch unsere Maßnahmen etwas einschränken. In — glücklicherweise — sehr seltenen Fällen bildet sich nach abgeheilten Akneeffloreszenzen eine keloidähnliche, verdickte Narbe aus.

Nur ausnahmsweise macht die Akne vulgaris subjektive Beschwerden, und zwar dann, wenn es sich um größere Knoten handelt, die, wie es bei jedem Abszeß der Fall ist, ein Schmerz- und Spannungsgefühl hervorrufen.

Nicht selten wird einige Tage vor Eintritt der Menses eine Verschlimmerung der Akne beobachtet, die dann wieder spontan schwindet. Diese Tatsache muß man berücksichtigen, um einen etwaigen Mißerfolg der Behandlung richtig beurteilen zu können.

Über die Ursache der Seborrhoe — d. h. diejenigen Momente, welche eine Überproduktion der Talgdrüse und infolgedessen die Erweiterung der Lumina veranlassen — eine bestimmte Angabe zu machen, ist schwierig. Bekannt ist die Tatsache, daß ein gewisser Zusammenhang zwischen der angeführten Anomalie und Abnormitäten im Verdauungskanal sowie in der weiblichen Sexualsphäre und der so häufigen Chlorose besteht. Ob eine Beziehung zwischen der Seborrhoe sowie ihrer Begleitzustände und den männlichen Sexualorganen vorhanden ist, wie vielfach der Volksglaube annimmt, ist bisher noch nicht erwiesen, da die in Frage stehenden Veränderungen der Haut sich auch häufig bei jungen Männern finden, die durchaus in sexueller Hinsicht nicht abstinent sind.

Auf die Komedonen- und Aknebildung, die durch äußere, gewerbliche oder medikamentöse Schädlichkeiten bedingt wird, ausführlicher einzugehen, würde den Rahmen meines Themas überschreiten, da diese Affektionen zweckmäßig nicht der speziellen Kosmetik, sondern der übrigen Dermatologie zugerechnet zu werden pflegen.

Wir werden gut tun — um dies sogleich vorwegzunehmen — auch bei kosmetischen Affektionen eine Urinuntersuchung nicht zu unterlassen. Bei starkem Indikangehalt des Urins darf man annehmen, daß die Verdauungstätigkeit daniederliegt, und eine Autointoxikation vielleicht ein begünstigendes Moment für die Entstehung der Akne abgibt. Ferner ist zu berücksichtigen, daß nicht selten energisch wirkende äußere Mittel verordnet werden, bei deren Gebrauch erfahrungsgemäß bisweilen eine Nierenreizung eintritt. Ist im gegebenen Falle die Nierentätigkeit nicht ganz normal, so werden wir bei unseren Verordnungen entsprechende Vorsicht walten lassen müssen. Neben der Autointoxikation liegt auch die Möglichkeit vor, daß bei Aknepatienten im Organismus sich Toxine bilden, die analog der Jod- und Bromakne imstande sind, eine Akne hervorzurufen.

Alles in allem ist wohl die Annahme gestattet, daß in gewissen Fällen die auf jeder normalen Haut vorhandenen nicht pathogenen Staphylokokken durch gewisse — nicht in jedem Fall nachweisbare — Umstände veranlaßt werden, ihre Harmlosigkeit zu verlieren, pathogene Eigenschaften anzunehmen und so zur Bildung von Akneeffloreszenzen beizutragen oder sie direkt hervorzurufen.

Ist die Annahme gerechtfertigt, daß ein Zusammenhang zwischen der Seborrhoe, der Komedonen- und Aknebildung und einem inneren Leiden besteht, so soll man versuchen, durch Besserung oder Heilung dieses Leidens die übermäßige Fettabsonderung mit ihren Folgezuständen günstig zu beeinflussen. In diesem Sinne ist Heilung der Chlorose anzustreben. Wir verordnen dementsprechend Eisenpräparate, ferner Arsen oder eine Verbindung dieser beiden Medikamente. Wird Arsen per os nicht gut vertragen, so kann es subkutan bzw. intramuskulär (in die Glutäalmuskulatur) verabfolgt werden. Falls die Patienten Eisen in Form der beliebten Blaudschen Pillen nicht vertragen, so kann statt dieser Pillen eine der neueren Eisentinkturen oder eine Mischung, die Eisen und Arsen zusammen enthält, gegeben werden. Die neueren Präparate haben meist einen angenehmen Geschmack und sind im allgemeinen gut bekömmlich. Die alten, bei Eisen und Arsen üblichen strengen Diätvorschriften, wie Vermeiden von sauren Speisen, rohem Obst usw., haben nicht mehr die Bedeutung wie früher. Man kann versuchen lassen, ob die genannten vermeintlichen Schädlichkeiten tatsächlich Verdauungsstörungen hervorrufen oder nicht. Ist letzteres nicht der Fall, so kann auf strenge Diät verzichtet werden. Ich selbst konnte seinerzeit über Erfolge mit Oophorin bei Chlorose berichten und infolge der Hebung des allgemeinen Befindens bei weiblichen Individuen mit Seborrhoe eine Besserung dieses Zustandes erzielen. Wo es äußere Verhältnisse gestatten, wird man entsprechende Brunnenkuren anordnen. Diese tonisierende Behandlung erscheint auch von dem Gesichtspunkte aus zweckmäßig, weil nach Kaposi bei der Fettretention ein verringerter Tonus der Hautmuskeln, der Arrectores pilorum, die Abzweigungen zu den Talgdrüsen senden, sowie der Drüsenwand selbst besteht.

Glauben wir eine Darmträgheit, eine Antointoxikation, für die Akne verantwortlich machen zu dürfen, so muß die Verdauung durch entsprechende Diät, ferner durch Abführmittel geregelt werden. Hier empfiehlt sich u. a.

Rp. Lact. sulfur.
Sacchar. alb. ää 25,0
M. f. pulv.
D.S. 3mal tägl. eine Messerspitze vor dem Essen zu nehmen.

Ist den Patienten der Geschmack dieser Mischung unangenehm, so kann man das Pulver in Oblaten nemen lassen.

Seit einigen Jahren habe ich mit Erfolg Regulin verordnet, und zwar 2—3mal täglich 1 bis 2 Teelöffel, selten mehr. Dieses Mittel hat den Vorteil, daß es meist gut vertragen wird und lange Zeit hintereinander genommen werden kann, ohne an Wirksamkeit zu verlieren.

Ferner habe ich zur Regelung der Verdauung morgens nüchtern einen halben Liter lauwarmer physiologischer (0,85 %) Kochsalzlösung trinken lassen und konnte mit diesem einfachen Verfahren gute Wirkungen verzeichnen.

Von Darmantisepticis kommt Menthol sowie Salol und Ichthyol in Frage. Salol wird in Pulver- oder Tablettenform zu 1,0 drei- bis viermal täglich gegeben. Menthol wird drei- bis sechsmal täglich zu 0,1 in Pillenform oder in Öl gelöst in Gelatinekapseln verabreicht.

Rp. Menthol. 3,0
Sacchar. alb.
Gummi arab. ää 1,5
Aq. dest. q. s. ut f. pil. Nr. XXX.
Obduc. gelat.
S. täglich 3 bis 6 Pillen zu nehmen.
Langgaard.

oder

Rp. Capsul. gelatin.
Menthol. 0,1
Ol. oliv. 0,3
replet. Nr. XXX.
S. 3mal täglich 1 bis 2 Kapseln zu nehmen.

Ichthyol wird entweder in wässeriger Lösung oder in Gelatinekapseln gegeben.

Rp. Ichthyol. Aq. dest. āā 10,0 S. 2- bis 3-mal täglich 10 bis 20 Tropfen zu nehmen.	Rp. Caps. gelatin. Ichthyol. 0,25 replet. Nr. XXX. S. 2 bis 4 Kapseln tägl. zu nehmen.

Die Gelatinekapseln können zweckmäßig durch die sogenannten Geloduratkapseln ersetzt werden, die sich erst im Darm auflösen.

Statt Abführmittel können Sie auch abführende Brunnenkuren verordnen.

Außerdem wird bekanntlich mit günstigem Erfolge die Hefebehandlung angewandt. Man verordnete urspünglich teils Bierhefe, teils Bäckerhefe. Da diese Präparate aber oft inkonstant sind, machte sich das Bestreben geltend, sie durch Dauerpräparate zu ersetzen. Ich nenne von diesen Cerolin, das in Pillen zu 0,1 (3mal täglich 1—3 Stück) gegeben wird, ferner Biozyme und Furonkoline, von welch letzterer ich selbst gute Resultate gesehen. Ich lasse hiervon anfangs 3mal täglich einen Teelöffel vor der Mahlzeit nehmen und bis auf 3—4 Eßlöffel pro Tag steigen. Die Wirkung der Hefe darf wohl als die eines Darmdesinfiziens aufgefaßt werden.

Luithlen wendet bei verschiedenen kosmetischen und dermatologischen Affektionen, so bei Komedonen und Akne, eine kombinierte Kolloid-Organotherapie an. Er macht einen Aderlaß von 120 ccm einmal wöchentlich und gibt am nächsten Tage 2 ccm Eigenserum subkutan. Hiermit verbindet er eine Organtherapie. Er gibt Ovarialextrakt (s. o.), bzw. wenn hierfür keine Indikation vorliegt, sowie bei Männern, Hypophysin. Fs werden etwa 4—6 Aderlässe gemacht; die Organtherapie kann noch mehrere Wochen fortgesetzt werden.

Bei der lokalen Behandlung nimmt die Prophylaxe eine hervorragende Stelle ein. Bei durch Medikamente bedingter Akne (Jod-, Brom-, Teerakne u. ähnl.) werden diese Arzneimittel, soweit als tunlich, ausgesetzt werden müssen. Allein diese Fälle kommen, wie erwähnt, für die kosmetische Behandlung wenig in Betracht. Vielmehr findet sich gewöhnlich bei den Patienten eines der oben genannten ursächlichen inneren Momente, oder es läßt sich eine bestimmte Ursache überhaupt nicht nachweisen. Wir werden hier Vorschriften für eine geeignete Hautpflege geben. Die Patienten müssen sich zur Entfernung des übermäßig abgesonderten Fettes stets mit möglichst heißem Wasser und Seife waschen bzw. das Gesicht mit Flanell oder ähnlichem rauhen Stoffe frottieren und dürfen sich nicht auf die speziell in den sogenannten besseren Kreisen vielfach übliche Waschung mit Mandelkleie beschränken. Ferner ist darauf Gewicht zu legen, daß die Patienten, besonders gilt dies für Damen, nicht zu viel, am besten gar nicht, Puder und Schminke gebrauchen. Das überschüssige Fett, das in den erweiterten Talgdrüsen abgelagert ist und auf der Haut sich durch den Glanz kundgibt, wird durch Schminken einerseits vermehrt, andererseits wird noch die Komedonen- und Aknebildung durch die Verbindung des Fettes mit dem Puder begünstigt. Es ist außerdem darauf hinzuweisen, daß nicht, wie es bisweilen vorkommt, bei Patienten, welche wegen ihrer Akne mit einem Schwefelpräparat behandelt sind, kurze Zeit darauf eine blei- oder quecksilberhaltige Zusammensetzung verordnet werden darf. Hierbei würde sich Schwefelblei oder Schwefelquecksilber bilden, Verbindungen, die eine dunkle Farbe besitzen. Man kann es dann erleben, daß bei einem so behandelten Patienten im ganzen Gesicht viele kleine schwarze Punkte auftreten, die den Köpfen der in den Talgdrüsenfollikeln sitzenden Kommedonen entsprechen. Eine solche unangenehme Überraschung kann bisweilen auch dadurch hervorgerufen werden, daß die Patienten vorher blei- oder quecksilberhaltige Schminken benutzt haben, ohne dem Arzte davon etwas zu sagen.

Die lokale Behandlung der Komedonen und der Akne vulgaris zerfällt wiederum in zwei Teile, in die mechanische und medikamentöse.

Es ist durchaus notwendig, daß die Komedonen mechanisch entfernt und die Akneknötchen ihres eitrigen Inhalts entleert werden. Als Vorbereitung hierfür sowie als Heilmittel bei der Seborrhoe lasse ich die Patienten den von mir angegebenen Dermothermostaten (Abb. 2) benutzen. Sie sehen einen doppelwandigen, aus Nickelblech bestehenden Trichter. Im unteren Teil der inneren Wand ist eine auswechselbare Asbesteinlage befestigt, ebenso ist der vordere untere Rand des Trichters mit Asbest bekleidet, damit die Patienten bei unwillkürlicher Berührung des Kinnes mit dem Apparat sich nicht verbrennen. Dieser Trichter wird mit heißer Sodalösung gefüllt; um deren hohe Temperatur zu erhalten bzw. zu steigern, befindet sich unter dem unteren Teil des Trichters eine Spiritusflamme. Hinter dem Trichter sehen Sie einen Inhalationsapparat, in dessen Arzneigläschen warmes, mit wenig alkalischem Seifenspiritus und eventuell mit Toiletteessig versetztes, Wasser kommt. Nachdem die beiden Flammen angezündet und das Wasser in Dampfform —

nicht im Strahl, um Verbrennungen zu vermeiden — aus dem Kessel herausströmt, bringt der Patient das Gesicht bei festgeschlossenen Augen in den Trichter hinein; um die Wirkung zu erhöhen, kann man das Gesicht vorher mit alkalischem Seifenspiritus einreiben. Das Wasser, das von dem Gesicht abfließt, geht in eine kleine Röhre und wird von hier in einem Gefäß aufgefangen. Das oben im Trichter befindliche Thermometer zeigt die Temperatur des Wassers in demselben an; zeigt dieselbe 55° C, so entspricht das ungefähr einer Temperatur im Innern des Trichters von 45° C, einer Wärme, die, wie auch wesentlich höhere Grade, gut vertragen wird. Je nach der Intensität der Erkrankung wird der Apparat täglich oder ein paarmal in der Woche angewandt, und dementsprechend schwankt auch seine jedesmalige Anwendungsdauer von fünf Minuten bis zu einer Viertelstunde oder noch länger. Man tut gut, den behaarten Kopf vor der Befeuchtung durch Umlegen eines Tuches zu schützen, ferner, um die Kleidung des Patienten durch das Wasser nicht leiden zu lassen, dem Patienten ein großes, bis zu den Füßen reichendes Gummituch fest um den Hals zu binden. Die Kranken müssen angewiesen werden, die Augen während des Dampfens ganz fest zu schließen, um eine Reizung durch den Seifenspiritus zu verhüten. Bei der erstmaligen Anwendung des Dermothermostaten empfiehlt es sich, auf den Seifenspiritus zu verzichten, um eine eventuelle Reizung der Augen, falls die Patienten sich sehr ungeschickt anstellen, zu vermeiden. Nach Benutzung des Apparates, der sich der Bequemlichkeit halber auf einem der Höhe nach verstellbaren kleinen Tische befindet,

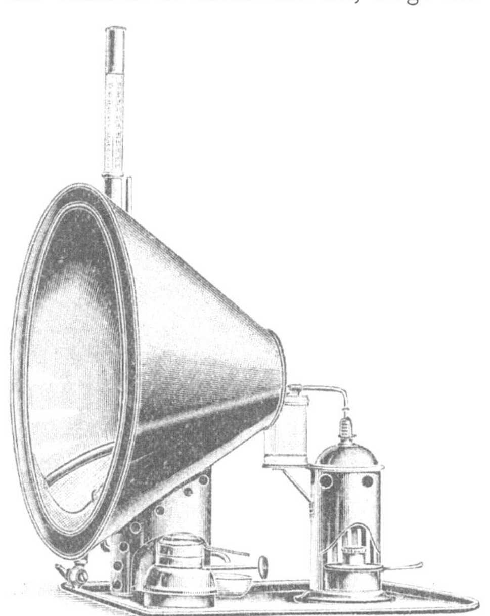

Abb. 2. Dermothermostat.

müssen die Patienten bei kälterer Witterung noch einige Zeit im Zimmer verweilen, um sich nicht zu erkälten. Ist nach Gebrauch des Dermothermostaten das Gesicht abgetrocknet, so werden die Komedonen mechanisch entfernt. Der Patient sitzt zu diesem Zweck auf einem Stuhl, an dessen Lehne sich eine Kopfstütze befindet, die jedesmal mit einem sauberen kleinen Tuch oder einer Papierserviette bedeckt wird; eventuell genügt es, wenn der Patient seinen Kopf gegen die Brust des Arztes legt. Bei allen kleinen Eingriffen im Gesicht müssen sie — das gilt besonders für Ärztinnen — um einer Übertragung zu entgehen — unauffällig darauf achten, ob nicht etwa die Patientin Pediculi capitis hat, ein Vorkommen, dem man — ohne daß die Patientin davon etwas weiß — bisweilen auch in den besten Gesellschaftskreisen begegnet. Sind die Komedonen durch die Einwirkung des Dampfes gelockert, so kann man eine ganze Anzahl derselben gleichzeitig vermittelst Fingerdruckes entfernen. Zu diesem Zwecke übt man

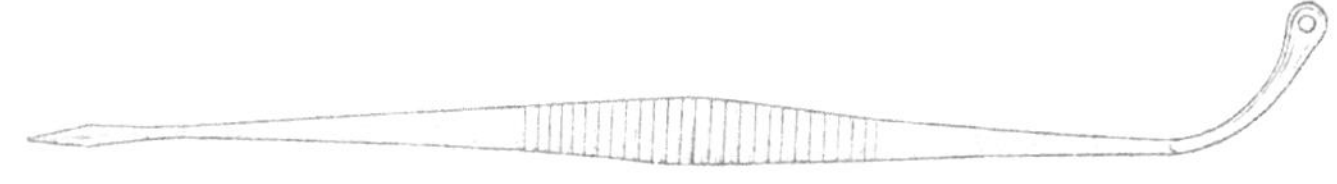

Abb. 3. Komedonenquetscher.

mit beiden Zeigefingern einen seitlichen Druck auf die betreffende Stelle aus. Um die Finger am Abgleiten zu hindern und möglichste Sauberkeit zu wahren, empfiehlt es sich, die Finger mit einem leinenen Tuch (Taschentuch) zu umwickeln. Für diese Massenentfernung eignen sich besonders die Komedonen der Nase, Stirn und des Kinnes. Sitzen die Komedonen aber zu fest, so werden Sie dieselben mit einem sogenannten Komedonenquetscher entfernen müssen. Der von mir seit vielen Jahren benutzte stellt ein kleines stabförmiges Instrument (Abb. 3) dar, das auf der einen Seite einen fast rechtwinklig abgebogenen, in der Mitte perforierten Löffel trägt. Am anderen Ende befindet sich ein kleines doppelschneidiges Messer. Durch einen senkrechten Druck des Löffels auf den Komedo wird dieser aus dem Follikel herausgehoben. Folgt der Mitesser aber — besonders im äußeren Ohr — dem Drucke nicht, so ritzt man an einer Stelle mit dem lanzenförmigen Messer die Haut ein und übt mit dem perforierten Löffel einen Druck aus. Auf diese Weise werden auch die Akneknötchen und Pusteln ihres Inhaltes entleert, nachdem man ihre Spitze angestochen hat. Bei größeren Knoten empfiehlt sich behufs völliger Entleerung die Anwendung einer kleinen Bierschen Saugglocke; sie bietet den Vorteil, daß der Einstich nur ganz klein zu sein braucht und so etwaige größere Narben vermieden werden. Die eröffneten, mehr oder weniger stark blutenden, Aknepusteln werden mit einem antiseptischen Pulver bedeckt und dann mit kleinen Wattestückchen komprimiert. Bei stärkeren Akneknoten kann zu ihrer abortiven Behandlung ein ganz feiner galvanokaustischer Brenner benutzt werden. Dagegen muß vor der Anwendung eines stärkeren Brenners, besonders eines der gebräuchlichsten Ansätze des Paquelin, dringend gewarnt werden, da durch diesen heroischen Eingriff leicht irreparable Narben entstehen. Statt durch die Glühhitze kann die Sterilisierung eines Akneknotens auch durch Acidum carbolicum liquefactum angestrebt werden, das Sie vermittelst einer ganz dünnen Sonde in den mit einem feinen Skalpell eröffneten Knoten hineinbringen. Bei den kurz geschilderten Manipulationen muß der Arzt seine Hand stets so halten, daß, wenn der Patient etwa unwillkürlich den Kopf wendet, niemals der Komedonenquetscher oder der Finger des Arztes mit den Augen des Patienten in Berührung kommen können. Daß bei Benutzung des Komedonenquetschers völlig aseptisch vorgegangen werden muß, versteht sich von selbst. Es ist notwendig, das Instrument nach jedesmaligem Gebrauch auszukochen. Haben die Patienten nach diesem kleinen Eingriff etwas Brennen im Gesicht, so läßt man für kurze Zeit Umschläge mit essigsaurer Tonerde machen. Natürlich darf man in einer Sitzung nicht zu viele Komedonen entfernen bzw. nicht zu viele Akneknötchen eröffnen, da sonst das Brennen und die Röte sehr unangenehm werden können. Damen tun gut, um durch kleine, von der Kompression etwa noch anhaftende Wattepartikelchen auf der Straße nicht geniert zu werden, einen Schleier zur Sprechstunde mitzubringen.

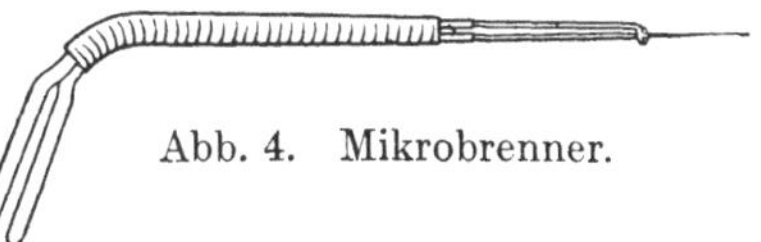

Abb. 4. Mikrobrenner.

Sind durch die Seborrhoe einzelne Talgdrüsen, speziell der Nase, besonders ausgedehnt, so daß ihre Ausführungsgänge klaffen und sich als kleine Löcher markieren, so können diese Follikel durch Behandlung mit einem stumpfen galvanokaustischen Mikrobrenner verödet und hierdurch weniger auffällig gemacht werden (Abb. 4).

Bei den verschiedensten manuellen kosmetischen Eingriffen im Gesicht ist es empfehlenswert, wenn es sich um sensible Patienten handelt, einen den Händen etwa anhaftenden Geruch nach

Desinfektionsmitteln (Karbol, Lysol usw.) durch Eau de Cologne zu verdecken.

Daß bei der Expression der Komedonen oder Eröffnung der Akneknötchen bisweilen ein schnell vorübergehender Kollaps beobachtet wird, sei der Vollständigkeit halber erwähnt.

Ist es den Patienten nicht möglich, so oft wie notwendig den Arzt aufzusuchen, so können sie in ihrer eigenen Behausung die Prozedur mit dem Dermothermostaten vornehmen.

In das Gebiet der mechanischen Behandlung der Seborrhoe sowie der Komedonen- und Aknebildung gehört noch die Massage, deren Nutzen nach meinen Erfahrungen nicht allzuhoch anzuschlagen ist. Es sollen durch die Massage die Talgdrüsen ihres abnormen Inhalts entleert werden, zweitens soll versucht werden, ihre übermäßig gesteigerte Tätigkeit wieder zur Norm zurückzubringen, und drittens soll der erweiterte Follikel wieder seine normale Größe annehmen. Über die Anschauung, in welcher Richtung die Massage vorgenommen werden soll, herrscht bei den meisten Autoren, die sie empfehlen, keine Einigkeit. Ich habe es persönlich für das Wesentlichste gefunden, die Umgebung der Nase zu massieren und hierbei die Streichung von unten nach oben gehend, parallel der Vertikalrichtung der Nase, auszuführen; außerdem kann die Massage mit der Drüsenexpression verbunden werden. Die Akneknoten, und zwar die der Akne indurata, selbst werden, um ihre Resorption anzuregen, zirkulär massiert. Es darf natürlich bei den seborrhoischen Zuständen kein Fett zur Massage benutzt werden, auch ein nichtfettiges Gleitmittel hat sich nach meiner Erfahrung als überflüssig erwiesen, besonders dann, wenn die Massage im Anschluß an den Gebrauch des Dermothermostaten vorgenommen wird.

Zweites Kapitel.

Schlechter Teint: Seborrhoe, Komedonen und Akne (Fortsetzung und Schluß). — Asperities faciei. — Milien.

Wenden wir uns heute, meine Damen und Herren, zur medikamentösen Therapie der Seborrhoe des Gesichts, so sei in erster Reihe hervorgehoben, daß derartige Patienten sich stets mit möglichst heißem Wasser waschen müssen, daß die Benutzung von Seife durchaus notwendig ist. — Aber auch bei der Verordnung der Seife müssen Sie bestimmte Vorschriften geben. Teerseife ist hier schädlich, da nach der Teeranwendung nicht selten Akne und Follikulitis auftritt. Wir werden daher entweder eine gereinigte grüne Seife empfehlen oder aber Schwefelseife, ferner Schwefelsalizylseife oder eine Seife, die einen Schwefelersatz enthält, also eine Ichthyolseife, die aber den Nachteil des unangenehmen Geruches hat. Statt dieser lassen wir dann lieber Thiolseife oder Thigenolseife oder Thiopinolseife gebrauchen oder eine Marmorsandseife oder als flüssige Seife den Hebraschen alkalischen Seifenspiritus, der nach der ursprünglichen Formel folgende Zusammensetzung hat:

Rp. Sapon. kalin. 200,0
Spirit. rectificatiss. 100,0
Digere per horas XXIV
filtra, adde
Spirit. Lavandul. 10,0
S. Alkalischer Seifenspiritus.

Dünnflüssiger und nach meinen Erfahrungen brauchbarer ist eine aus gleichen Teilen Seife und Spiritus bestehende Mischung. Für die grüne Seife, die bei der Herstellung des alkalischen Seifenspiritus zur Verwendung kommt, wird als Fett am besten Hanföl benutzt.

Die genannten Seifen dienen aber nicht nur zur Hygiene der seborrhoischen Haut, sondern stellen zugleich Heilmittel für diesen Zustand dar. Die Seifen haben die Annehmlichkeit, daß ihre Wirkung ziemlich genau dosiert und abgestuft werden kann, ferner daß ihre Anwendung angenehmer als die von Salben ist. Die mildeste Wirkung wird durch die Waschung mit einer Seife erzielt. Stärker ist sie, wenn man den mit Wasser angeriebenen Seifenschaum auf dem Gesicht eintrocknen läßt, und hier wird die Wirkung variiert durch die Länge der Zeit, während welcher der Schaum auf dem Gesicht verbleibt. Je nach der Empfindlichkeit der Haut und der Schwere der Affektion kann man den Seifenschaum eine halbe und mehrere Stunden auf dem Gesicht lassen. Die Wirkung kann des weiteren dadurch verstärkt werden, daß die eingeschäumten Stellen mit einem impermeablen Stoff bedeckt werden, ein etwas umständliches Verfahren. Ferner ist es erklärlich, daß der alkalische Seifenspiritus und die grüne Seife unverdünnt wesentlich stärker wirken, als wenn sie mit Wasser zu Schaum verrieben sind. Die unverdünnte grüne Seife stellt ein recht energisch wirkendes Mittel dar, so daß deren Gebrauch nur bei sehr stark ausgeprägten Fällen und für kurze Zeit angeraten werden kann. Ein recht empfehlenswertes Präparat ist auch die von Unna angegebene Natriumsuperoxydseife (Pernatrolseife), die in vier verschiedenen Konzentrationen ($2^1/_2$proz., 5proz., 10proz. und

20proz.) erhältlich ist. Die Anwendung geschieht in der Weise, daß man ein wenig der Pernatrolseife — die 10- und 20proz. reizt oft unerwünscht stark — mittelst eines Holzspatels bzw. eines Horn-, Bein- oder Silberlöffels auf einen nassen Wattebausch bringt und nun mit dessen Hilfe die Seifensalbe auf den zu behandelnden Hautpartien während einiger Minuten kräftig verschäumt oder so lange, bis die Applikation eventuell schmerzhaft empfunden wird. Alsdann spült man den Seifenschaum sofort mit Wasser gründlich ab und trocknet die Haut mit einem Tuche sanft ab.

Von Gesichtswässern zur Behandlung der seborrhoischen Zustände ist in erster Reihe das seit langer Zeit gebrauchte Kummerfeldsche Waschwasser zu nennen.

Rp. Sulfur praecipit. 12,0
Camphor. 1,0
Gummi arabic. 2,0
Aq. calcis.
Aq. ros. ää 150,0
M. D. S. Kummerfeldsches Waschwasser.

Statt dessen verordne ich nicht selten als kräftiger wirkend:

Rp. Lact. sulfur. 5,0
Spirit. saponato-kalin. ad. 50,0
M. D. S. Äußerlich.

oder es wird 2,5 bis 5 bis 10% Kampfer hinzugefügt, so daß diese Vorschrift nunmehr lauten würde:

Rp. Camphor. 1,5—2,5—5,0
(Spirit. Lavandul. 2,5
für die bessere Praxis)
Lact. sulfur. 5,0
Spirit. sapanato-kalin. ad 50,0
M. D. S. Äußerlich.

Noch stärker ist der Effekt, wenn außerdem 5% Resorzin zugesetzt wird.

Auch hier kann durch die Art der Anwendung die Wirkung variiert werden. Es wird entweder die reine Flüssigkeit aufgetragen, oder die Mischung wird umgeschüttelt — am meisten gebräuchlich —, oder aber als stärkste Wirkung: es wird mit einem Borstenpinsel der Bodensatz aufgetragen. Des weiteren kann man dem alkalischen Seifenspiritus Schwefelersatzmittel zufügen, die in Alkohol löslich sind, also Ichthyol, Thiol und Thigenol, von denen das erstere wieder den Nachteil des üblen Geruchs hat. Diese Mittel können in Höhe von 10—30% zugesetzt werden.

Für leichtere Fälle der Seborrhoe und ihrer Folgezustände genügt es, mit der von Philippson angegebenen Mischung:

Rp. Acid. acetic. concentr.
Tinct. Benzoës
Spirit. camphorat. āā 3,0
Spirit. ad 50,0
M.D.S. Äußerlich.

oder bei empfindlicher Haut mit einer von Unna empfohlenen Zusammensetzung:

Rp. Acid. benzoic. 1,5
Natr. biboracic.
Glyzerin āā 7,5
Aq. dest.
Spirit. āā 50,0
M.D.S. Äußerlich.

dreimal täglich das Gesicht einreiben zu lassen.

Stärker wirkt eine Mischung von Salizylsäure und Kampfer:

Rp. Acid. salicyl. 1,5
Camphor. 2,0
Spirit. ad 50,0
M.D.S. Äußerlich.

Handelt es sich darum, das unangenehme Aussehen, das die schwarze Farbe der Komedonen bedingt, etwas weniger auffällig erscheinen zu lassen, so kann zweimal täglich eine Einreibung von

Rp. Hydrogen. peroxydat. 7,5
Benzin. 5,0
Spirit. (Lavandul.) ad 50,0
M.D.S. Äußerlich. Feuergefährlich.

benutzt werden, eine Mischung, gegen die sich vom chemischen Standpunkt einwenden läßt, daß das Wasserstoffsuperoxyd nicht unverändert bleibt, trotzdem hat aber die Praxis die Wirksamkeit dieser Lösung ergeben.

Die hier angegebenen Medikamente enthalten kein Fett, ein Umstand, der gerade für die Behandlung übermäßiger Fettbildung von Vorteil ist; trotzdem werden wir in vielen Fällen nicht auf die Anwendung von Salben bzw. Pasten verzichten können. Letztere haben den Salben gegenüber den Vorteil, daß sie weniger Fett als diese enthalten, außerdem aber im allgemeinen milder als Salben wirken und daher auch die Haut in geringerem Maße reizen. Statt der Salben und Fettpasten kann auch die bekannte Wasserpaste (Schüttelmixtur) mit der Grundlage von Zincum oxydatum, Talkum, Aqua dest., Glyzerin zu gleichen Teilen verwendet werden, die ich in den folgenden

Rezepten der Einfachheit halber als Pasta aquosa bezeichnen will. In erster Reihe kommen hier solche mit Schwefel in Betracht, dem seit alters her ein günstiger Einfluß bei der Bekämpfung der Seborrhoe mit Recht zugeschrieben wird. Man nimmt allgemein an, daß der Schwefel sich erst wirksam zeigt, wenn er mit einem Alkali eine Verbindung eingegangen ist. Das alkalisch reagierende Serum, das mit dem von der veränderten Haut abgesonderten Fett vermischt ist, genügt bei leichteren Fällen für diesen Zweck. Das sich bildende Schwefelalkali begünstigt die Ablösung der Hornschicht und durch seine reduzierende Wirkung die Bildung neuer Epidermis und Verengerung von pathologisch erweiterten Gefäßen der Haut (Kobert). Um eine energischere Wirkung zu erzielen, kann der Salbe Kali carbonicum hinzugesetzt werden, und zwar im Verhältnis von 1 : 10 Schwefel. Bei den Zusammensetzungen mit Zinkpaste oder Fett darf nicht vergessen werden, zur Lösung des Kali carbonicum Wasser hinzuzufügen, da andernfalls die durch Absonderung der Haut bedingte, stark konzentrierte, Lösung dieser Substanz im Gesicht eine Ätzung hervorrufen könnte. Eine entsprechende Vorschrift würde lauten:

Rp. Lact. sulfur. 3,0—5,0
Past. zinc.
oder Past. aquos. ad 30,0
M. f. pasta.

Rp. Lact. sulfur. 3,0—5,0
Kali carbonic. 0,3—0,5
(solv. in Aq. dest. q. s.)
Past. zinci
oder Past. aquos. ad 30,0
M.D.S. Äußerlich.

Durch Zusatz von Salizylsäure oder Resorzin oder β-Naphthol kann die Wirkung verstärkt werden, und zwar insofern, als diese Präparate keratolytisch, beziehungsweise schälend wirken.

Die keratolytische wie die schälende Eigenschaft der genannten Mittel ist aber zweckmäßig, wenn wir berücksichtigen, daß bei der Komedonen- und Aknebildung neben der übermäßigen Talgdrüsensekretion noch eine abnorme Verhornung stattfindet.

Die Vorschriften wären folgende:

Rp. Acid. salicyl. 1,0—2,0
Lact. sulfur. 3,0
Past. zinc.
oder Past. aquos. ad 30,0
M.D.S. Äußerlich.

oder

Rp. Lact. sulfur.
Resorcin āā 3,0
Past. zinc.
oder Past. aquos. ad. 30,0
M.D.S. Äußerlich.

oder

Rp. β-Naphthol. 1,5
Lact. sulfur. 3,0
Past. zinc.
oder Past. aquos. ad 30,0
M.D.S. Äußerlich.

Die genannten Pasten läßt man mit einem Borstenpinsel abends auf das Gesicht auftragen und eine bis mehrere Stunden oder auch, wenn die Veränderungen im Gesicht stark ausgeprägt sind und das Medikament selbst nicht zu stark konzentriert ist, während der ganzen Nacht liegen. Die Paste wird durch Waschen mit warmem Seifenwasser oder nötigenfalls Benzin entfernt.

Wenige Tage nach Anwendung einer der genannten Zusammensetzungen tritt gewöhnlich eine Entzündung der Haut, eine artefizielle Dermatitis, ein. Ein geringer Grad derselben schwindet nach Aussetzen der scharfen Mittel in kurzem spontan, bei starker Entzündung dagegen muß für einige Tage das Waschen mit Wasser und Seife verboten werden, die Patienten müssen entweder einen indifferenten Puder, wie Zinkoxyd oder Talkum, oder eine indifferente Salbe, wie Borsalbe, benutzen.

Bei stark ausgeprägten Fällen von Akne hat sich eine Schälkur mit einer von Lassar angegebenen Paste bewährt. Ihre Zusammensetzung ist folgende:

Rp. β-Naphthol. 2,5
Lact. sulfur. 12,5
Sapon. virid.
Vaselin. flav. ää 5,0
M. f. pasta. S. Schälpaste.

Diese dicke Masse wird für eine halbe bis eine Stunde auf die erkrankte Gesichtspartie aufgetragen und alsdann mit einem Leinenläppchen trocken entfernt. Die Prozedur wird an drei bis vier aufeinanderfolgenden Tagen vorgenommen. In der Zwischenzeit läßt man wegen der nunmehr eintretenden Dermatitis nicht waschen, sondern nötigenfalls bei starker Spannung einen indifferenten Puder auftragen. Nach Eintritt der schälenden Wirkung wird in derselben Weise, wie oben mitgeteilt, für mehrere Tage eine indifferente milde bzw. wasserstoffsuperoxydhaltige (s. Seite 20) Salbe angewandt. Die Schälkur, die ungefähr acht Tage in Anspruch nimmt, kann mit Zwischenräumen von ein bis zwei Wochen mehrfach wiederholt werden.

Bei einer anderen, von Unna empfohlenen, Schälkur stellt Resorzin den wirksamen Bestandteil dar. Um die sich bildende Membran elastischer zu machen, wurde ein Zusatz von je 10% Ichthyol und Vaselin zu der Resorzinpaste empfohlen. Zweimal täglich wird

Rp. Terrae siliceae 0,5
Resorcin. 10,0
Zinc. oxydat.
Ichthyol.
Vaselin. flav. ää 2,5
Adip. benzoat. ad 25,0
M. f. pasta. S. Resorzinschälpaste

mit einem Borstenpinsel auf das Gesicht aufgetragen, worauf dasselbe am dritten bis vierten Tage mit einer braunen, festhaftenden, maskenartigen Schicht bedeckt ist. Innerhalb der nächsten drei bis vier Tage geht unter Anwendung von indifferenten Salben und heißen Waschung mit Seife die Abstoßung der Resorzinschale vor sich. Bei sehr empfindlicher Haut empfiehlt sich zunächst die Anwendung einer 10—20% Resorzin enthaltenden Paste. Unmittelbar nach Beendigung der auch ungefähr eine Woche dauernden Schälkur kann mit einer neuen begonnen werden, die, je nach der Schwere des Falles, entsprechend häufig wiederholt wird. Will man dem Patienten die mehrere Tage anhaltende, stark entstellende, braune Verfärbung der behandelten Partien ersparen, so muß das Ichthyol fortgelassen werden. Einer durch Resorzinresorption etwa auftretenden Müdigkeit, die bald wieder vorübergeht, ist keine weitere Bedeutung beizumessen. Vor Beginn einer Schälkur empfiehlt es sich, die Haut durch Abreiben mit Benzin zu entfetten.

An Stelle der oben angegebenen Paste habe ich in der letzten Zeit mit Vorteil folgende Formel verordnet:

Rp. Resorcin. 6,0
Ichthyol. 1,5
Zinkmattan. ad 15,0
M. D. S. Resorzinmattanschälpaste.

Diese Salbe hat den Vorzug, daß sie von der Haut sehr bald nach der Auftragung aufgenommen wird und daher nicht schmiert, außerdem keinen fettigen Glanz hinterläßt. (Über die näheren Eigenschaften des Mattans s. Kap. 8.)

Die beiden angeführten Schälkuren werden am besten klinisch, wenigstens aber unter ständiger Kontrolle des Arztes ausgeführt. Die Naphtholschwefelschälpaste wird bei der ersten Kur am zweckmäßigsten jedesmal in Gegenwart des Arztes aufgetragen, damit sich derselbe täglich von der Wirkung dieser heroischen Behandlung überzeugen kann. Auch bei der Resorzinschälkur besichtigt der Arzt am besten täglich den Patienten. Sucht dieser den Arzt in der Sprechstunde auf, so muß für die kurze Zeit der noch auf dem Gesicht befindliche Salbenrest abgewischt werden, was bei der mit Mattan zusammengesetzten Salbe nicht nötig ist. Damen können auch mit einem dichten Schleier zur Konsultation kommen. Bei den Schälkuren kommt es bisweilen an einzelnen Stellen zur Pustelbildung, ein Vorkommnis, das ohne weitere Bedeutung ist.

Bestehen neben Akne gleichzeitig noch Epheliden, so kann

zur Schälkur die Hebrasche Sommersprossensalbe (Seite 86) in konzentrierter Zusammensetzung benutzt werden. Bei allen Gesichtssalben und -pasten empfiehlt es sich, um eine Beschmutzung der Bettwäsche zu vermeiden, entsprechende Maßnahmen anzuordnen.

Bilden sich durch dicht nebeneinanderstehende, große, zyanotisch verfärbte, schlappe Knoten Abszesse, die bisweilen miteinander kommunizieren, so ist nach einer kleinen Inzision ein vorsichtiger Versuch mit der Chlumskyschen Mischung

Rp. Acid. carbol. cryst. 5,0
Camphor. 10,0
M. D. S. Äußerlich.

gestattet. Diese Lösung wird auf die befallene Stelle aufgepinselt oder in stark ausgeprägten Fällen mit einer Pravazspritze in die kleine Wundhöhle injiziert.

Gegen Akne pustulosa hat sich, besonders wenn mehrere Pusteln nebeneinanderstehen, die zweimal tägliche Einreibung von Histopin bewährt.

Bei der medikamentösen Behandlung einzelner, besonders indurierter Akneknoten ist die Zeißlsche Paste zu empfehlen:

Rp. Lact. sulfur.
Spirit.
Glycerin. āā 5,0
Kali carbonic. 1,0
M. D. in vitro amplo et optime clauso. S. Äußerlich.

Diese Paste wird mit einem Glas- oder Holzstabe (Streichholz) auf die einzelnen Knoten für die Nacht aufgetragen. Statt dieser Paste können auch erweichende und resorbierende Pflaster benutzt werden, von denen besonders der Karbolquecksilberpflastermull (aber nlcht nach vorheriger Schwefelanwendung), ein 5proz. Salizylseifenpflastermull oder ein 5proz. Salizylsäureseifentrikoplast gebräuchlich sind. Über das Pflaster sind, soweit wie möglich, heiße Umschläge mit Hafergrütze u. ähnl. zu machen. Da die Patienten bei der Benutzung von Pflastermullen oft unzweckmäßig vorgehen, müssen Sie die Einzelheiten der Anwendung dem Kranken genau angeben. Es darf niemals vergessen werden, dem Patienten zu sagen, daß erstens die am Pflastermull befindliche Gaze vor dem Gebrauch entfernt werden muß. Falls die Gaze am Pflaster zu fest anhaftet, ist sie an einer Ecke mit kaltem Wasser zu befeuchten und dann abzuheben. Dann darf das Pflaster zur Erhöhung seiner Klebekraft nicht, wie es das Publikum häufig macht, mit Wasser angefeuchtet werden; wenn nötig, kann es über einer Spiritusflamme leicht erwärmt werden. Schließlich darf in die Mitte des Pflasters kein Loch eingeschnitten werden. Zur Entfernung von festsitzenden Pflastermassenresten ist Benzin am meisten zu empfehlen.

Zur Beseitigung der braunen Verfärbung an Stellen, an denen vorher stärker entwickelte Akneknoten gesessen haben, oder statt der, bei Reizung nach Anwendung einer schärferen Salbe, gebrauchten indifferenten Salbe ist ein Versuch mit einer Salbe, die ein Präparat mit Wasserstoffsuperoxyd enthält, zu empfehlen. Es kommen hier in Betracht die Zinkperhydrol- und Perhydrolsalben.

Rp. Zinkperhydrol.	3,0—5,0	oder	Rp. Perhydrol.	3,0—5,0
Lanolin.	ad 30,0		Lanolin.	ad 30,0
M. f. ungt.			M. f. ungt.	

Ist die Verfärbung an umschriebenen Stellen sehr dunkel und weicht den eben erwähnten Salben nicht, so ist ein vorsichtiger Versuch mit den bei der Beseitigung von Epheliden und Lentigines angegebenen chemischen Mitteln (Kap. 7) gestattet.

Die Behandlung der Seborrhoea sicca unterscheidet sich in nichts von der Seborrhoea oleosa.

Über die Anwendung der Opsonintherapie gegen Akne habe ich seit einigen Jahren Erfahrungen sammeln können, die mir Veranlassung geben, diesen neuen Zweig der Therapie für geeignete Fälle von Akne zu empfehlen. Ich selbst verwende für diesen Zweck eine Staphylokokkenvakzine, die unter dem Namen Opsonogen bekannt ist. Das in sterilen Ampullen vorrätige Präparat enthält in einem Kubikzentimeter Flüssigkeit 100 bzw. 500 Millionen Staphylokokken. Ich injiziere intraglutäal in Zwischenräumen von 3—5 Tagen erst 2 Dosen zu je 50 Millionen und steige sehr bald, wenn sich herausstellt, daß die Patienten die Medikation gut vertragen, auf höhere Dosen, auf 2—3—400 Millionen Staphylokokken. Stellt sich nach kleinen Dosen bisweilen etwas Unbehagen ein, so ist dies als Zeichen der negativen Phase anzusehen bei Personen, die besonders stark auf die Vakzine reagieren. Hier ergeben die kleinen Dosen bereits Besserung, während sonst ein Erfolg nur von den größeren Dosen zu erwarten ist. Im allgemeinen genügen zur Erzielung einer Heilung acht bis zehn Injektionen; nur selten ist man gezwungen, über diese Menge hinauszugehen; es handelt sich dann um besonders schwere Fälle. Ein Erfolg ist nur in den Aknefällen zu erwarten, in denen die Seborrhoe- und Komedonenbildung in den Hintergrund treten und harte, später in Eiterung übergehende Knoten das Bild beherrschen. Wenn von anderer Seite über Mißerfolge der Opsonintherapie bei Akne berichtet wurde, so liegt das meiner Meinung nach an dem Umstande, daß die Indikationen nicht präzise gestellt und dementsprechend die Fälle nicht genügend genau ausgesucht wurden. Kurze Zeit vor und nach den Menses wie während derselben müssen die Injektionen ausgesetzt werden. Die Opsonintherapie hat sich auch erfolgreich erwiesen in Fällen von Jod- und Bromakne, gegen die wir sonst ziemlich machtlos sind insofern als wegen der kosmetischen Entstellungen die beiden wichtigen Medikamente nur ganz ausnahmsweise ausgesetzt werden dürfen. Von weiteren Präparaten kann Leukogen und Staphar empfohlen werden.

Zur Bekämpfung der Seborrhoe und Akne wurden auch die Röntgenstrahlen herangezogen. Daß hier gute Resultate erzielt wurden, erscheint ohne weiteres erklärlich, wenn wir berücksichtigen, daß bei den hier in Frage stehenden Veränderungen der Haut die Ephitelien eine große Rolle spielen, die bekanntlich in erster Reihe von den Röntgenstrahlen beeinflußt werden. H. E. Schmidt empfiehlt ungefilterte, mittelharte Strahlen (7 Wehnelt), Erich Hoffmann schwach gefilterte (0,5 mm Aluminiumfilter), $^1/_3$ E. D. eventuell in 14 Tagen zu wiederholen. Allein die Technik und Dosierung ist gerade bei diesen Affektionen eine so diffizile, daß diese Methode in nächster Zeit wohl nicht Allgemeingut der praktischen Ärzte werden wird. Dazu kommen noch die Bedenken, die ich gegen eine Röntgenbehandlung in der Kosmetik überhaupt hege und die ich bei Behandlung der Warzen sowie der Hypertrichosis des näheren auseinandersetzen werde. Als Ultimum refugium ist die Röntgenbehandlung in denjenigen hartnäckigen, stark ausgeprägten, Fällen gestattet, in denen alle anderen therapeutischen Maßnahmen im Stich gelassen haben.

Von sonstiger Lichtbehandlung kommt noch die mit der Quecksilber-Quarzlampe und der Höhensonne, welch letztere ja vielen Ärzten zur Verfügung steht, in Betracht. Durch diese Behandlung wird Schälung und dadurch Besserung, bzw. Heilung, angestrebt. Die Erfolge sind tatsächlich recht gute, und dem mit der Höhensonnenbehandlung vertrauten Arzt kann das Verfahren wegen seiner Einfachheit und Sauberkeit warm empfohlen werden. Thedering schält ein- bis zweimal mit der Quarzlampe — statt dessen kann man auch die Höhensonne benutzen — und gibt dann — ein etwa heroisches Verfahren — dreimal in Abständen von zehn Tagen je $^1/_3$ E. D. Röntgen mit mittelharter bis harter Röhre.

Bei den oben erwähnten, sehr selten auftretenden, keloidartigen Verdickungen nach Abheilung starker Akneknoten konnte ich durch Anwendung eines Flachbrenners des Galvanokauters ein einigermaßen gutes kosmetisches Resultat erzielen, die übrige Behandlung siehe bei Keloid (S. 113).

Recht unangenehm für die Behandlung sind die Patienten mit Seborrhoe und ihren Folgeerscheinungen, die eine sehr empfindliche Haut haben, eine Haut, die auf etwas energischer wirkende Mittel sofort mit einer heftigen Dermatitis reagiert. Wir werden hier meist von stark wirkenden Verordnungen, besonders rein alkoholischen Mischungen, Abstand nehmen müssen und durch langsame, schwächer wirkende Zusammensetzungen — besonders in Salben- bzw. Pastenform — einen Erfolg zu erreichen suchen.

Hatten wir uns bisher mit Zuständen zu beschäftigen, bei denen das wesentlichste Moment die übermäßige Fettabsonderung war, so müssen wir jetzt unsere Aufmerksamkeit denjenigen Teintanomalien zuwenden, bei denen das gerade Gegenteil statthat, ich meine die Asperities faciei, die übermäßige Trockenheit des Gesichts, die meist in Form von einzelnen Plaques auftritt. Dieser Zustand kann entweder primär als solcher auftreten oder sekundär bedingt sein. Im ersten Falle besteht von Natur eine ungenügende Fettabsonderung, im zweiten Falle ist das Leiden durch Ausübung einer unzweckmäßigen Gesichtshygiene veranlaßt. Es wird einer an sich schon fettarmen Haut durch energische Waschungen oder durch Benutzung scharfer spirituöser Lösungen, die als Schönheitswasser dienen sollen, noch mehr Fett entzogen; die Haut wird ausgetrocknet, schilfert oder schält sich. Nicht selten besteht in solchen Fällen etwas Jucken, Brennen oder das Gefühl der Spannung im Gesicht. In ausgeprägten Fällen muß für kurze Zeit die Benutzung von Wasser und Seife verboten werden und an ihre Stelle eine Säuberung mit Öl (Olivenöl oder Süßmandelöl) treten. Den anfänglich gegen diese Verordnung sich zeigenden Widerstand geben die Patienten auf, sobald sie einsehen, daß eine Säuberung durch Ölabreibung vermittelst Verbandwatte sich recht gut ausführen läßt. Der Überschuß von Öl wird durch Watte entfernt. Genügt das Aussetzen der veranlassenden Schädlichkeit und Benutzung einer indifferenten Salbe wie Lanolin oder Borlanolin während der Nacht nicht, so lassen Sie eine Salbe von Hydrargyrum praecipitatum album, anfänglich 2proz., anwenden, deren Konzentration Sie, falls sie gut vertragen wird, bis auf 10% steigern können. Bei nicht zu empfindlicher Haut empfiehlt sich die Anwendung von Teer, und zwar am besten von Anthrasol als 5—10proz. Salbe mit Lanolin oder Zinkpaste. Ruft der Teer keine Reizung hervor, macht die Heilung aber nur langsam Fortschritte, so können Sie den Teergehalt steigern. Zur Entfernung der Zinkpaste muß, wie Ihnen bekannt ist, Öl benutzt werden. In manchen Fällen hat sich auch eine Salbe, in der die beiden genannten wirksamen Bestandteile enthalten sind, erfolgreich erwiesen. Eine solche Salbe würden Sie folgendermaßen verschreiben:

Rp.	Hydrargyr. praecipitat. alb.	0,75—1,5
	Anthrasol.	1,5—2,5
	Lanolin.	ad 15,0
M. f. ungt.		

Können Sie nach eingetretener Besserung auf Waschungen mit Öl verzichten, so werden Sie dem Patienten empfehlen, sich mit abgekochtem (weichem) lauwarmen Wasser zu waschen, dem anfangs noch Glyzerin zugesetzt wird, und zwar lassen Sie auf eine kleine Waschschüssel 1—2 Eßlöffel gut gereinigten Glyzerins nehmen. Oder aber Sie verordnen Borax als Zusatz zum Waschwasser (etwa 5proz. Lösung). Der Borax macht das Wasser ganz leicht alkalisch und hat die Eigenschaft, „die oberflächlich abgelagerten Fett- und Schmutzmassen, ohne die Haut anzugreifen, zu lösen“ (Liebreich). Ferner wird bei empfindlicher Haut dem abgekochten Wasser Mandelkleie — ungefähr 1—2 Teelöffel auf eine Waschschüssel — zugesetzt.

Als Seife ist u. a. Heines Kinderseife, Beierdorfs Niveaseife und Mielcks Albumosenseife sowie jede überfettete Seife zu empfehlen. Zu warnen ist bei einer empfindlichen Haut vor allen sogenannten medikamentösen Seifen, ebenso im allgemeinen vor den teueren Seifen, deren Parfümgehalt bisweilen schädlich wirkt, da in demselben hautreizende ätherische Öle enthalten sind. Daß eine empfindliche Haut nicht frottiert werden darf, sondern durch vorsichtiges Abtupfen getrocknet werden muß, braucht wohl nur angedeutet zu werden, ebenso daß solche Personen die Haut nicht feucht lassen dürfen, sondern das Abtrocknen vollständig und sorgfältig ausführen müssen, Um die Schädlichkeiten rauher Luft zu vermindern, reiben Personen mit Asperities faciei das Gesicht in ganz dünner Schicht mit Mattan ein, das, wie ich oben schon erwähnte, den Vorteil hat, sehr schnell von der Haut aufgenommen zu werden und keinen Fettglanz zu hinterlassen, oder aber es wird auf der gerade noch feuchten Haut ein wenig Kaloderma verrieben. Über weitere Schutzmaßregeln der rauhen Witterung sowie der Sonne und anderen

Schädlichkeit gegenüber werden wir uns später noch ausführlich zu unterhalten haben.

Als Fehler des Teints kommt bisweilen das Milium zur Behandlung. Wir verstehen unter Milien kleine bis hirsekorngroße (daher der Name), weiß bis gelblich aussehende Knötchen, die im Gesicht und besonders auf den Augenlidern und deren Umgebung ihren Sitz haben. Die Milien sind Hornzysten, die von einem mehrschichtigen Epithel bedeckt sind. Das letztere kann man, wenn die Milien sehr zahlreich sind, durch Applikation eines Schälmittels wie Sapo kalinus zerstören, worauf dann die kleinen Hornkugeln ausgestoßen werden. Wegen der unvermeidlich starken Reaktion wird man dieses Verfahren nur selten in Anwendung ziehen, wird vielmehr die deckende Schicht mit einem feinen Skalpell ritzen und das Milium mit dem Komedonenquetscher herausheben. Die Stelle, die bisweilen unverhältnismäßig stark blutet, wird alsdann mit einem antiseptischen Pulver und einem kleinen Wattebausch bedeckt. Das ganz feine Messer muß sehr scharf und spitz sein, damit nur die Oberfläche und nicht das Milium selbst von dem Einschnitt getroffen wird. Ferner muß bei diesem kleinen Eingriff besondere Vorsicht angewandt werden, wenn die Milien auf den Augenlidern sitzen, damit das Messer nicht abgleitet. Hier empfiehlt es sich, die Spannung der Haut mit zwei Fingern besonders sorgfältig auszuführen.

Drittes Kapitel.

Anomalien der Verhornung, Schwielenbildung, Hühneraugen, Warzen.

Wir haben uns heute, meine Damen und Herren, mit denjenigen Leiden zu beschäftigen, die durch Anomalien der Verhornung bedingt sind. Es kommen für uns nur die Hyperkeratosen in Betracht. Hier unterscheiden wir diejenigen mit Beteiligung des Papillarkörpers von denjenigen ohne Beteiligung desselben. Es ist hier nicht der Ort, auf die noch nicht völlig aufgeklärte Frage über das Wesen und die Entstehung der Verhornung einzugehen, ebenso kann ich nur andeutungsweise der Schwielenbildungen Erwähnung tun, die als Berufsaffektionen sich zeigen, und die, wie Sie wissen, an den verschiedensten Stellen der Handfläche vorkommen. Dagegen interessieren uns die Schwielen an den Füßen. Wir verstehen unter Tyloma oder Callositas umschriebene, übermäßige Verhornungen, die allmählich in die normale Haut übergehen. Die Schwielen haben meist eine gelbbräunliche Farbe, die normale Hautzeichnung über ihnen ist erloschen. Die Schwielen finden sich an den Stellen, auf welche infolge unzweckmäßigen Schuhwerks ein übermäßiger Druck längere Zeit ausgeübt wird. Nicht bloß zu enges, sondern auch zu weites Schuhwerk ist bisweilen imstande, Schwielenbildung zu erzeugen, nachdem es vorher durch die exzessive Reibung zur Blasenbildung gekommen ist. Die Schwielenbildung an den Händen findet sich, wie schon erwähnt, bei den verschiedensten Gewerben, teils durch Druck, teils durch chemische Schädlichkeiten wie Säuren und Laugen bedingt; aber auch — und das kommt für die Kosmetik in Betracht — bei sporttreibenden Personen, bei Turnern, Ruderern, Tennisspielern, Radfahrern usw. Bilden die verdickten Stellen an den Händen gewissermaßen eine Schutzvorrichtung gegen die von außen einwirkenden Reize, so haftet ihnen andererseits der Nachteil an, daß die Tastempfindung an den betroffenen Stellen herabgesetzt ist; ferner daß an ihnen sich nicht selten schmerzhafte Einrisse ausbilden, die zu einer Eingangspforte für Infektionskeime werden können.

Die angeführten ätiologischen Momente geben uns einen Fingerzeig für die Therapie bzw. Prophylaxe, wenigstens bezüglich der Schwielen an den Füßen; es soll stets ein gutsitzendes Schuhwerk getragen werden, und ist es einmal zu Schwielenbildung gekommen, so müssen die Fehler der Stiefel verbessert werden. Bei stärkerer Schwielenbildung muß darauf geachtet werden, ob nicht eine Deformität des Fußes wie Pes planus oder Pes valgus vorliegt. Diese Abnormitäten müssen natürlich durch entsprechende Einlagen in den Stiefeln soweit wie möglich gehoben werden. Die Schwielen kehren nach ihrer Beseitigung bei Individuen mit Plattfuß bisweilen wieder, wenn die Patienten alte, als bequem angesprochene Stiefel tragen, bei denen die Plattfußeinlagen heruntergedrückt sind und demnach ihren Zweck nicht mehr erfüllen. Nicht selten genügt der Wechsel der Schuhe schon zur Beseitigung des Leidens. Aber auch nach Heilung und Ausschaltung aller Schädlichkeiten ist die Wiederkehr der Schwielen und, wie schon hier bemerkt werden soll, auch der Hühneraugen nicht ausgeschlossen. Sind die Schwielen aber stärker ausgeprägt, so werden andere Maßnahmen notwendig, die sich mit einem Teil der bei der Behandlung der Hühneraugen angegebenen decken und daher mit diesen zusammen besprochen werden sollen.

Im Gegensatz zu den Schwielen stellt das Hühnerauge,

der Leichdorn, Clavus, eine umschriebene Verdickung der Hornschicht dar, welche in ihrer Mitte einen in die Tiefe ragenden Zapfen besitzt, der die Papillen an dieser Stelle verdrängt, während die Papillen seiner Umgebung oft vergrößert sind und ein entzündliches Infiltrat zeigen (Abb. 5). Sehen wir von den selten auftretenden und uns hier nicht interessierenden Clavi an den Fingern ab, so ist für die Entstehung der Hühneraugen an den Füßen dieselbe Schädlichkeit anzuschuldigen wie beim Tyloma, nämlich unzweckmäßiges Schuhwerk. Es besteht insofern ein Unterschied zwischen beiden Affektionen, als die Hühneraugen fast ausschließlich an unmittelbar über einem Knochenvorsprung gelegenen Stellen auftreten. Die Beschwerden, welche die Hühneraugen hervorrufen, sind manchmal recht bedeutend. Abgesehen davon, daß die örtlichen Unannehmlichkeiten beim Gehen sehr störend sind, kommt es auch bisweilen vor, daß die ausstrahlenden Schmerzen bis in das Knie gehen, und so manches angeblich gichtische Kniegelenkleiden ist schon durch Beseitigung eines Hühnerauges zum Schwinden gebracht worden, besonders dann, wenn die Beschwerden eines gleichzeitig bestehenden Plattfußes oder Hohlfußes durch eine entsprechende Einlage gebessert wurden.

Zur Beseitigung der Epidermisverdickungen sind, außer dem Ersatz schlechtsitzenden Schuhwerks durch gutsitzendes, in erster Reihe Keratolytika anzuwenden. Zu diesem Zweck läßt man warme Fußbäder mit Pottasche nehmen (ein bis zwei Eßlöffel). Löst sich die Schwiele dann nicht von selbst, so kann sie mechanisch durch Reiben mit einem Frottiertuch oder aber vermittelst einer Myrtenblattsonde entfernt werden. Dann kommt noch die 15proz. Kalilauge oder Acidum aceticum concentratum zur Verwendung, mit welchen die Schwielen oder Hühneraugen ganz umschrieben energisch eingerieben werden. Das Keratin der verdickten Hornschicht wird durch die Kalilauge aufgelöst und in einen schmierigen Brei verwandelt. Wegen der größeren Schmerzhaftigkeit ist die Anwendung der konzentrierten Essigsäure, die dieselbe Wirkung hat, weniger empfehlenswert. Das Keratolytikum par excellence ist aber die Salizylsäure, die entweder in Form von Pflaster oder als Kollodiumlösung benutzt wird. Sie lassen einen 33proz. oder 50proz. Salizylsäurepflastermull, der der Schwiele oder dem Hühnerauge ensprechend groß geschnitten ist, auflegen. Zur Befestigung dieser Pflaster wird ein größeres Stück Zinkpflaster oder Leukoplast darüber gelegt. Nach drei bis vier Tagen läßt sich gewöhnlich die Schwiele abheben,

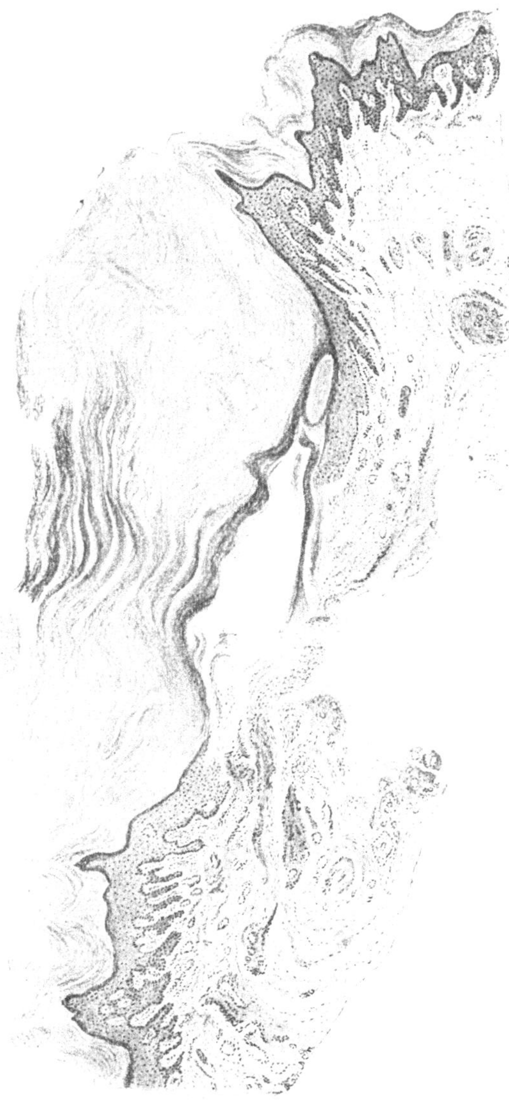

Abb. 5. Durchschnitt durch ein Hühnerauge.

ebenso, wenn Sie zweimal täglich ein Hühneraugenkollodium, das unter dem Namen Collodium contra clavos pedum bekannt ist:

Rp. Extract. cannab. Indic. 1,0
Acid. salicyl. cryst.
Terebinth. Venet. ää 10,0
Collodii 79,0

oder Salizylsäurekollodium mit Zusatz von Resorzin oder Milchsäure aufpinseln lassen:

Rp. Resorcin. 1,5
Acid. salicyl. 2.5
Collod. elastic. ad 15,0
M. D. cum penicillio in vitro.

Rp. Acid. salicyl.
Acid. lactic. ää 1,5
Collod. elastic. ad 15,0
M. D. cum penicillio in vitro.

Genügt dies meist bei der Behandlung der Schwielenbildung, so wird ein Hühnerauge nur selten auf diese Weise völlig beseitigt werden insofern, als der in die Tiefe gehende zentrale Zapfen, wenigstens zum Teil, noch übrigbleibt. Diesen müssen Sie durch Umschneidung mit einer Cooperschen Schere entfernen. Die vergrößerten Papillen der Umgebung, welche jetzt an den Seiten freigelegt sind, tuschieren Sie darauf sogleich mit einer 50proz. Argentum nitricum-Lösung oder 10proz. Chromsäurelösung oder mit Acidum carbolicum liquefactum. Statt dessen können Sie auch das ganze Operationsgebiet mit dem Galvano- oder Thermokauter ausbrennen. Nachdem hierdurch auch die Blutung gestillt ist, legen Sie einen antiseptischen Verband an. Kann der Patient aus äußeren Gründen nicht eines der genannten Salizylsäurepräparate benutzen, so werden Sie das Hühnerauge mit einem Skalpell schichtenweise abtragen und den Zapfen, wie angegeben, entfernen. Wegen der meist starken Blutung nehmen Sie zweckmäßig den Eingriff in Blutleere vor, indem Sie oberhalb des Fußgelenkes eine Binde straff anlegen. Um die Schmerzhaftigkeit zu vermindern, legen Sie nach Abtragung der obersten Schicht kleine Tampons mit starker Kokainlösung oder einem weniger giftigen Ersatzpräparat ein und erneuern dieselben nach Bedarf, eventuell können Sie Lokalanästhesie anwenden. Nach der Operation darf der Patient einige Tage nicht umhergehen. Läßt sich diese Forderung jedoch nicht strikte durchführen, so werden Sie die operierte Stelle durch einen etwas größeren flachen Hühneraugenring vor Druck schützen. Für die Desinfektion des Operationsfeldes ist die sonst so brauchbare Jodtinktur nicht gut zu verwerten, da sie die Übersicht stört. Da es sich bei dem ganzen Eingriff um eine chirurgische Operation handelt, müssen Sie selbstverständlich auch dementsprechend vorgehen unter Berücksichtigung der Forderung, daß kosmetische Eingriffe stets a- bzw. antiseptisch ausgeführt werden müssen. Und wir Ärzte sollten uns, zumal unter dem Clavus bisweilen ein Schleimbeutel liegt, keineswegs scheuen, diese kleine Operation vorzunehmen. Schon mancher Mensch ist infolge eines vernachlässigten oder von unberufener Seite behandelten Hühnerauges an Sepsis zugrunde gegangen. Wie oft nimmt eine diabetische Gangrän des Fußes, die ja so außerordentlich häufig letal endet, ihren Ausgang von einem nicht beachteten oder mißhandelten Clavus! Aber abgesehen hiervon ist die Erleichterung, die jemandem durch Entfernung eines Hühnerauges geschaffen wird, oft sehr bedeutend, und unser Bestreben als Arzt muß stets darauf gerichtet sein, unserer Kranken Leiden, welcher Art sie auch sein mögen, zu mildern; demnach dürfen wir uns für die Vornahme der Hühneraugenoperation nicht zu vornehm dünken. Die Hühneraugen- und Ballenringe, wie sie vielfach im Handel vorkommen, haben meist nur einen palliativen Wert. Bei messerscheuen Patienten können Sie aber doch manchmal auch mit dieser Methode einen gewissen Erfolg erzielen. Ein Ballenring wird auf das Hühnerauge so gelegt, daß es in die Öffnung des Ringes hineinragt. Nun befestigen Sie den Ring vermittelst eines Heftpflasterstreifens, auf diese Weise wird durch den lange Zeit ausgeübten Druck das Hühnerauge gewissermaßen von seiner Unterlage abgehoben, und es kann leicht der Oberteil mit einem Teil des Zapfens entfernt werden. Von einer Totalexzision des Clavus bis in die gesunde Umgebung glaube ich abraten zu müssen, da hiernach nicht selten sehr schmerzhafte Narben entstehen.

Die als Warzen, Verrucae, bezeichneten Neubildungen der Haut gehören, sofern sie angeboren sind, in das Gebiet der Naevi. Ich möchte schon an dieser Stelle darauf hinweisen, daß nach den neueren Forschungen alle angeborenen Veränderungen der Haut im Gegensatz zu früher als Naevi bezeichnet werden, während unter dieser Benennung früher nur angeborene Pigmenthypertrophien verstanden wurden; demnach ist neuerdings der Begriff Naevus wesentlich weiter gefaßt worden. Unter ihn fallen jetzt, soweit die Kosmetik in Betracht kommt, die angeborenen Warzen, Gefäßhypertrophien, Anomalien des Pigments und der Behaarung.

Bei der Bildung von Warzen, Verrucae, handelt es sich um eine Hypertrophie der gesamten Epidermis, vor allem des Stratum mucosum, außerdem aber, und das ist das Wesentlichste, um eine Hypertrophie des Papillarkörpers nebst Erweiterung der vergrößerten Gefäße. Ob die Veränderung des Papillarkörpers oder die der Epidermis zuerst autritt, ist zweifelhaft. Zwischen der Schwielenbildung und einer Warze besteht anatomisch ein deutlicher Unterschied. Während bei der Schwielenbildung, wie gesagt (S. 24), allein eine umschriebene, übermäßige Verhornung vorliegt, ist für die Warze die erwähnte Beteiligung des Papillarkörpers charakteristisch.

Die Warze (Abb. 6) stellt ein kleines, linsen- bis erbsengroßes, mehr oder weniger erhabenes Gebilde mit glatter oder rauher Oberfläche dar. Ihre Farbe entspricht entweder der der umgebenden Haut oder erscheint etwas dunkler pigmentiert. Die letzteren sind meist angeboren, während die Mehrzahl der Warzen überhaupt erst im späteren Leben auftritt. Ist die Hypertrophie der Epidermis sehr stark, so sprechen wir von Verrucae durae, während wir die Neubildungen mit geringer Beteiligung der Epidermis als weiche Warzen bezeichnen. Eine nicht gerade häufige, wegen ihrer Hartnäckigkeit der Therapie gegenüber aber wichtige Warzenbildung stellen die Verrucae perionychales dar.

Eine besondere Beachtung verdienen gegenüber den als Verrucae vulgares bezeichneten die Verrucae planae juveniles, kleine flache, meist isolierte, bisweilen konfluierte Gebilde, welche gewöhnlich im Alter von 15—25 Jahren, bisweilen früher oder später auftreten. Sie finden sich auf den Handrücken und im Gesicht, ohne die Härte und Zerklüftung, wie diese oft bei den vulgären Warzen vorkommen, zu zeigen. Anatomisch besteht bei den Verrucae planae juveniles eine Hyperplasie der gesamten Epidermis ohne Mitbeteiligung des Papillarkörpers.

Der alte Volksglaube, daß die Warzen übertragbar sind, ist keineswegs von der Hand zu weisen, sondern im Gegenteil in der letzten Zeit durch wissenschaftliche Untersuchungen gestützt. Abgesehen davon, daß in der Umgebung einer größeren Warze — verrue mère — kleinere — verrues filles — auftreten, hat man bei den gewöhnlichen Warzen Implantationsversuche mit positivem Resultat gemacht. Bei den Verrucae planae juveniles konnte ich selbst beobachten, daß in einer Arbeitsstube mehrere junge Mädchen, die an demselben Arbeitstisch beschäftigt waren, von einer einzigen Patientin die Warzen akquirierten. Einen Zufall glaube ich bei dieser Beobachtung ausschließen zu können. Die seborrhoischen Warzen dürfen nur selten Gegenstand einer kosmetischen Behandlung werden, da sie fast ausschließlich in höherem Alter auftreten.

Sie wissen, meine Damen und Herren, daß der Aberglaube bei keiner Behandlung eine so große Rolle spielt wie bei der der Warzen. Durch die verschiedensten Mittel, bei denen der Sympathie eine besondere Bedeutung zukommt, sollen die Warzen zum Schwinden gebracht werden. Dieser Aberglaube ist erklärlich, wenn man bedenkt, daß die Warzen, und zwar beide Arten, die Verrucae vulgares wie die Verrucae planae juveniles, besonders letztere, bisweilen ganz plötzlich spontan schwinden.

Bei der Behandlung der Warzen muß berücksichtigt werden, daß es sich im allgemeinen um Beseitigung eines Schönheitsfehlers handelt, und daß das Aussehen nach der Entfernung der Neubildung ein besseres sein soll als vorher. Leider wird hiergegen nicht selten gefehlt.

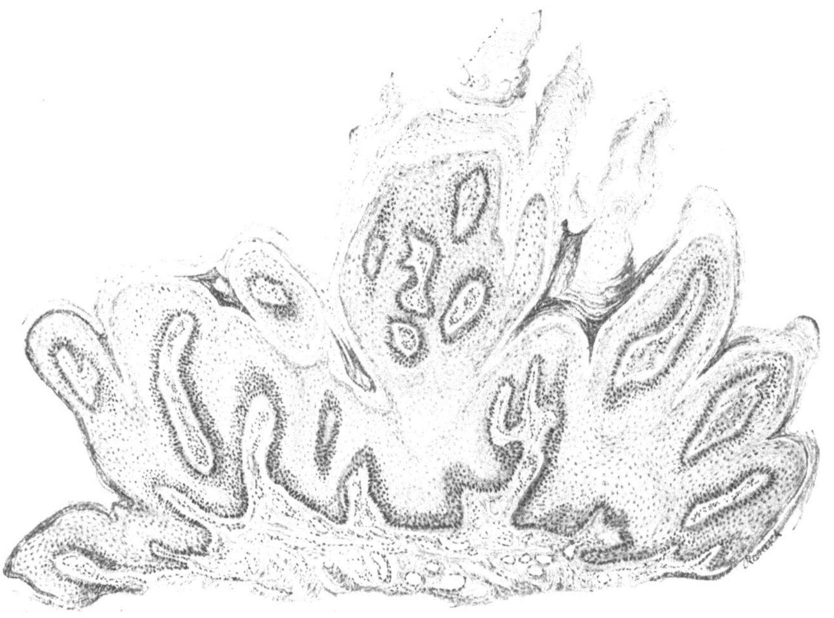

Abb. 6. Durchschnitt durch eine Warze.

Von den zahlreichen Mitteln und Methoden zur Beseitigung der Warzen sind zuerst die chemischen zu erwähnen. Vermittelst eines spitz auslaufenden Glasstabes oder eines ebensolchen Holzstabes wird die Warze mehrere Male mit rauchender Salpetersäure betupft, sie schwindet dabei unter den Augen. Bei dieser kleinen Operation muß sehr vorsichtig zu Werke gegangen werden, damit man einerseits, um Rezidive zu vermeiden, genügend tief, andererseits, um keine häßlichen Operationsnarben zu erhalten, nicht zu tief ätzt. Der weniger Geübte tut daher gut, Ätzungen lieber in ein oder zwei späteren Sitzungen zu wiederholen, um nicht in der ersten Sitzung zu tief zu gehen. Weniger energisch wirkt bei den harten Warzen die Ätzung mit Trichloressigsäure oder Acidum carbolicum liquefactum. Auf eine Ätzung mit Formalin habe ich verzichten gelernt; abgesehen von dem stechenden Geruch, der so leicht Kopfschmerzen erzeugt, ist die Reaktion bisweilen recht unangenehm, da sich auf der geätzten Stelle und ihrer Umgebung eine starke Entzündung einstellt; die recht wirksame Ätzung mit flüssiger Luft ist leider noch so kostspielig, daß man sich ihrer nur ganz ausnahmsweise bedienen wird. Dagegen ergibt — besonders bei weichen Warzen — die Kohlensäureanwendung oft recht gute Resultate (s. S. 41). Zum Schutze der umgebenden Haut bedecken Sie bei den angeführten Ätzungen die Stellen nötigenfalls mit einem Stück Heftpflaster, aus dem Sie ein der Warze entsprechend großes Stück ausgeschnitten haben. Bei messerscheuen Patienten, die vor jedem Eingriff — auch einer Ätzung — zurückschrecken, können Sie täglich ein- bis zweimal

Rp. Hydrargyr. bichlorat. 0,75
Collod. elastic. ad 15,0
M. D. cum penicillio, sub signo veneni. S. Äußerlich.

auftragen lassen, ferner ein Salizylkollodium oder Salizylmilchsäurekollodium in der oben angegebenen Zusammensetzung, oder Sie lassen einen der genannten Salizylpflastermulle oder einen Quecksilberarsenpflastermull auflegen.

Ein im Volke sehr beliebtes Verfahren ist das Abbinden mit einem Faden, wenn die Warze gestielt ist. Wird der Faden mehrfach erneuert und immer straffer angezogen, so gelingt es bisweilen, die Warze zum Eintrocknen und dann zum Abfallen zu bringen.

Von den chirurgischen Verfahren ist zuerst das Abkappen mit der Cooperschen Schere anzuführen. Zur Verödung der hypertrophischen Papillen ist dann noch eine Ätzung des Grundes mit einem der obengenannten Mittel oder mit 10 bis 20proz. Chromsäure notwendig; ferner können Sie nach Vereisung der Stelle mit Chloräthyl die Warze mit einem Skalpell platt abtragen — die gefrorene Stelle läßt sich sehr gut schneiden — und darauf die Ätzung vornehmen. An den Extremitäten empfiehlt es sich, den kleinen Eingriff unter Blutleere zu machen, da die erweiterten Papillargefäße ziemlich stark bluten. Das Auskratzen der Warze mit einem scharfen Löffel lasse ich im allgemeinen nur bei den gestielten auf dem behaarten Kopf meist multipel auftretenden Warzen gelten, auch das Ausreißen mit einer Kornzange kann ich als ein rohes Verfahren nicht empfehlen, ebensowenig das Stanzen; es liegt bei dieser Methode die Gefahr nahe, daß, falls der Patient nur ein wenig zuckt, das Rotationsinstrument zu tief geht, und hierdurch recht unerwünschte Komplikationen sich einstellen können. Bei größeren Warzenkomplexen wird man bisweilen Gelegenheit nehmen, sie mit einem Ovalärschnitt zu exzidieren und dann die Wundränder durch die Naht mit sehr dünner Seide zu vereinigen, woraus eine feine Narbe resultiert.

Das Ferrum candens können Sie in Gestalt des rotglühenden Paquelins oder Galvanokauters anwenden. Letzterer läßt sich bei etwas gestielten Warzen als galvanokaustische Schlinge verwerten. Der Grund muß aber auch dann mit einem kleinen Flachbrenner geätzt werden. Hierbei sowohl als bei alleiniger Anwendung eines Flachbrenners muß vorsichtig und nicht zu tief geätzt werden, da sonst recht entstellende Narben auftreten können. Den kleinen Eingriff machen Sie bei sehr empfindlichen Patienten unter Infiltrationsanästhesie, mit der Sie völlige Schmerzlosigkeit erzielen. Ist, um den Einstich der Pravaznadel schmerzlos zu machen, vorher Chloräthyl angewendet, so muß dieses nach der Infiltration durch Waschen sehr sorgfältig entfernt werden, da sonst leicht eine Explosion des Chloräthyls mit nachfolgender Verbrennung der Haut eintreten würde. Ebenso muß vor der Desinfektion der Haut mit Äther oder Benzin bei Anwendung des Glüheisens gewarnt werden. Ich möchte bei der Gelegenheit bemerken, daß die Desinfektion bei Anwendung des Ferrum candens nicht so genau genommen zu werden braucht, da die Glühhitze selbst das beste Desinfektionsmittel darstellt, das wir überhaupt besitzen. Nehmen Sie von der Anästhesie Abstand, so betupfen Sie — besonders bei Kindern — die Warze wie überhaupt jede galvanokaustisch zu entfernende kleine Neubildung zuerst ohne Strom zwei- bis dreimal mit dem Brenner. Wenn die Patienten bemerkt haben, daß durch dieses Berühren kein Schmerz verursacht wird, so schalten Sie den Strom ein und führen die kleine Operation möglichst schnell aus. Statt des Ferrum candens kann auch der de Forestsche Kaltbrenner (Hochfrequenz) in Anwendung gezogen werden. Dieses sehr wirksame Verfahren fand bisher nicht die gebührende Anwendung, da die erforderliche Apparatur zu kostspielig war. Diesem Übelstande wurde durch die Einführung eines neuen Apparates, des Radiolux, abgeholfen, der dank seiner Billigkeit die Benutzung dieser Methode weiteren Ärztekreisen gestattet (Abb. 7).

Ein recht gutes kosmetisches Resultat wird durch die Elektrolyse erzielt. Man armiert einen für elektrolytische Zwecke dienenden Nadelhalter (Abb. 8), an dem ein Unterbrecher angebracht ist, mit einer mittelstarken Nähnadel und verbindet ihn mit dem negativen Pol einer konstanten Batterie, die mit einem Galvanometer und Rheostaten sowie einer Vorrichtung zum Wechseln des Stromes versehen ist. Beim Vorhandensein eines Rheostaten ist der Unterbrecher am Nadelhalter nicht erforderlich. Zu Beginn der Operation ist der Rheostat auf den größten Widerstand eingestellt. Die positive, mit warmem Salzwasser be-

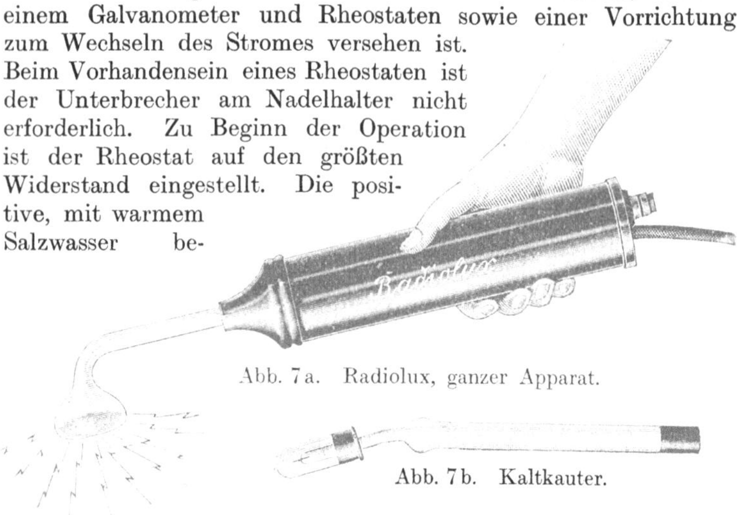

Abb. 7a. Radiolux, ganzer Apparat.

Abb. 7b. Kaltkauter.

feuchtete große Elektrode nimmt der Patient in eine Hand, dann sticht man die Nadel parallel der Hautoberfläche unter

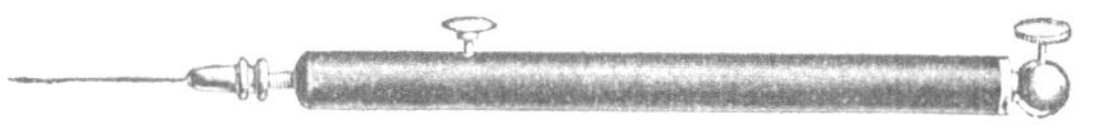

Abb. 8. Nadelhalter für die Elektrolyse.

die Warze ein und läßt durch Verschieben des Rheostaten den Strom allmählich stärker werden, bis sich an der Nadel weißer Schaum bildet, wozu eine Stromstärke von 1—2 M.-Amp. genügt. Nach einer Minute schleicht man wieder aus, entfernt die Nadel und beginnt die Prozedur an einer anderen Stelle. Die Anzahl der Nadelstiche in einer Sitzung richtet sich nach der Empfindlichkeit des Patienten. Statt der Nähnadeln kann man auch aus Platin-Iridium gefertigte Nadeln nehmen; diese sind aber ziemlich teuer und im allgemeinen entbehrlich.

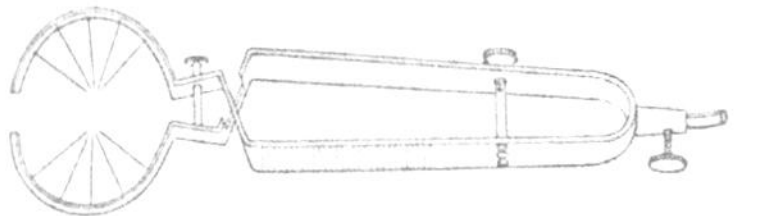

Abb. 9. Warzenexstirpator.

Ein für die Elektrolyse recht zweckmäßiges Instrument,

das die Basis der Warze zu gleicher Zeit von mehreren Seiten umfaßt, ist der Warzenexstirpator, dessen Anwendung aus der Abbildung (Abb. 9) hervorgeht.

Für kleinere Eingriffe, die eine kurze, ganz bestimmte, Zeit in Anspruch nehmen (Elektrolyse, Kohlensäureschneeapplikation) ist die Benutzung einer auf einige Meter sichtbaren Sekundenuhr zu empfehlen.

Der Schmerz bei der Elektrolyse ist gering. Bei sehr empfindlichen Personen kann er durch Kokainkataphorese, die ich bei der Behandlung der Hirsuties auseinandersetzen werde, wesentlich gemindert werden. Daß bei allen genannten kleinen Operationen die Asepsis (s. Näheres S. 54) nicht vernachlässigt werden darf, ist selbstverständlich, auch möchte ich an dieser Stelle darauf hinweisen, daß bei der Elektrolyse recht sorgfältig vorgegangen werden muß, da die schlecht ausgeführte Elektrolyse leicht häßliche, irreparable Narben macht.

Ich muß dann noch auf zwei ganz moderne Behandlungsmethoden hinweisen, auf die Anwendung des Radiums und Mesothoriums sowie der Röntgenstrahlen. Tatsächlich habe ich durch Auflegen einer Radiumkapsel auf einzelne Warzen diese schwinden sehen. Dasselbe Resultat beobachtete ich bei multiplen Warzen auf dem Handrücken, indem ich auf diese Röntgenstrahlen einwirken ließ. Daß bei der Röntgen- und Radiumtherapie sehr vorsichtig vorgegangen werden muß, ist selbstverständlich, um so mehr als etwas später auftretende Röntgen- oder Radiumschädigungen — abgesehen von allem anderen — der Haut in kosmetischer Hinsicht ein schlechteres Aussehen verleihen als das ursprüngliche Leiden, wegen dessen die Röntgenstrahlen herangezogen wurden. Diese Methoden kommen daher nur ausnahmsweise in Betracht. Dagegen möchte ich bei den Verrucae perionychales, falls andere Verfahren erfolglos sind, die Behandlung mit Radium oder Mesothorium anraten.

Im Gegensatz zu den bisher besprochenen Verrucae vulgares reagieren die oben erwähnten Verrucae planae juveniles fast immer prompt auf innere Arsendarreichung. Neuerdings wird auch Hydrargyrum jodatum flavum wieder empfohlen (0,2—0,6 auf 30 Pillen, 2—3mal täglich 1 Pille zu nehmen). Dieses Mittel kann ebenso wie Arsen bei Verrucae vulgares, wenn sie in größerer Anzahl auftreten, versucht werden. Nur in den seltenen Fällen, wo die Wirkung wider Erwarten ausbleibt, oder Arsen oder Quecksilber nicht vertragen wird, werden Sie sehr vorsichtig zu äußeren Mitteln übergehen, zumal wenn Sie berücksichtigen, daß gerade die Verrucae planae juveniles nicht selten die Neigung zu spontanem Schwinden zeigen. Gegebenenfalls werden Sie eines der oben angegebenen Pflaster oder ein Salizylkollodium verordnen oder zweimal täglich mit

Rp. Resorcin. 5,0
Spirit. saponato-kalin. 45,0
M. D. S. Äußerlich.

einpinseln lassen.

Kommen Sie hiermit nicht zum Ziel, so ist die vorsichtige Betupfung mit Trichloressigsäure oder einem feinen Galvanokauter oder dem Kaltkauter erforderlich. Sind die Warzen sehr zahlreich, so ist die Anwendung von Röntgenstrahlen angezeigt, $^1/_2$—$^3/_4$ E. D., mittelharte Strahlung, evtl. nach 3—4 Wochen zu wiederholen. Bisweilen dauert die vollkommene Rückbildung geraume Zeit, 6—8 Wochen oder noch länger.

Eine solche äußere Therapie werden Sie auch bei korpulenten, jugendlichen Individuen anwenden müssen, bei denen die Befürchtung naheliegt, daß sie durch die Arsendarreichung in unerwünschter Weise an Fettansatz und Körpergewicht zunehmen würden.

Zum Schluß möchte ich noch erwähnen, daß bisweilen im Gesicht und am Halse kleine, meist gestielte, Fibrome vorkommen, deren Entfernung mit dem galvanokautischen Brenner unter Anhebung mit der Pinzette oder mit der galvanokaustischen Schlinge leicht gelingt.

Viertes Kapitel.

Gefäßneubildungen. Teleangiektasien, Angiome. — Rosacea.

Von den Gefäßneubildungen kommen für die Kosmetik nur die der Blutgefäße, nicht aber die der Lymphgefäße in Betracht. Zu unterscheiden ist die Teleangiektasie, das Angioma simplex, von dem Angioma cavernosum; letzteres ist meist angeboren, ersteres tritt in der Mehrzahl der Fälle erst im späteren Leben auf. Diese Gefäßneubildungen können an den verschiedensten Körperteilen vorkommen, ihre Größe schwankt von der einer Stecknadelspitze bis zu Gebilden, die eine große Fläche einnehmen. Ebenso variiert der Farbenton von hellrot bis dunkelrot blaurot, je nach der höheren und tieferen Lage der Gefäße und je nach der Dicke der sie bedeckenden Epidermis. Die Teleangiektasie stellt anatomisch eine in der Cutis und Subcutis

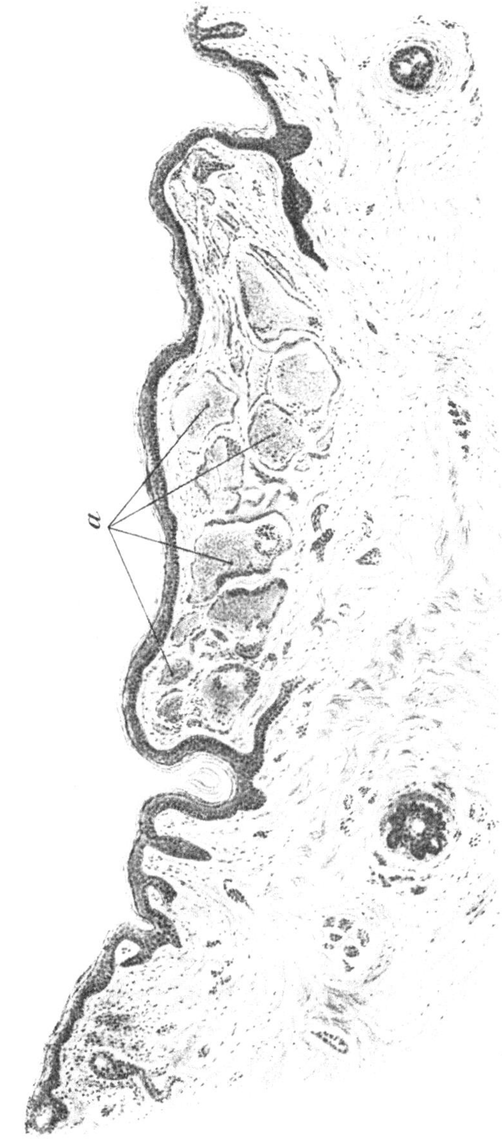

Abb. 10. Durchschnitt durch ein Angioma simplex. Bei *a* erweiterte Blutgefäße.

gelegene, aus darmartig sich verzweigenden Kapillaren, kleinsten Venen und bisweilen auch kleinsten Arterien bestehende Neubildung dar. Der praktischen Wichtigkeit halber weise ich noch auf angeborene Gefäßneubildungen in der Hinterhauptsnackengegend hin — Naevi angiomatosi — wie sie bei vielen Personen in mehr oder weniger starker Ausbreitung vorkommen, ohne daß diese Angiome irgendeine Bedeutung haben, die ihnen von Laien oft beigemessen wird.

Eine Beseitigung der Blutmäler wird meist nur verlangt, wenn sie an einer von der Kleidung nicht bedeckten Stelle sich zeigen oder auch an anderen Stellen, wenn sie stark wachsen. Mit der Entfernung der Teleangiektasien der Neugeborenen, wie sie sich u. a. in Form der Naevi aranei auf der Stirn und den Augenlidern zeigen, soll man sich abwartend verhalten, da diese Blutmäler bisweilen spontan schwinden. Ist dies aber nicht der Fall, so kann man versuchen, die Teleangiektasie durch Vakzination zu beseitigen für den Fall, daß die Neubildungen nicht gerade ihren Sitz im Gesicht oder bei Mädchen am Hals und Armen haben, da man niemals weiß, wie tief die Impfnarbe geht, und diese eventuell ein schlechteres Aussehen zeigt als die ursprüngliche Affektion. Bei der Vakzination müssen zahlreiche Schnitte gemacht, und die Lymphe, die leicht durch das Blut fortgeschwemmt wird, sehr energisch eingerieben werden. Ist nach Abheilung der Impfpusteln noch hier und da ein kleines Gefäß übriggeblieben, so kann es nach einer der unten beschriebenen Methoden entfernt werden. Für die Beseitigung kleiner Teleangiektasien bei Neugeborenen sind noch konsequent durchgeführte Einpinselungen mit Ichthyolkollodium (10proz.) empfohlen worden; persönliche Erfahrungen über diese Methode besitze ich nicht.

Von den Ätzmitteln kommen hier alle bei der Warzenbildung genannten zur Anwendung, ferner ein 4proz. Chlorzinkkollodium; dasselbe wird in einer Sitzung dreimal hintereinander aufgetragen, nachdem die vorhergehende Schicht eingetrocknet ist. Es bildet sich nun ein Schorf. Sobald derselbe abgefallen, wird nötigenfalls die Prozedur wiederholt. Analog ist der Verlauf bei Anwendung der Trichloressigsäure. Ein mit Watte umwickeltes Stäbchen (angespitztes Streichholz) wird in eine Flasche mit Trichloressigsäurekristallen getaucht, von denen sich einige verflüssigt haben; die betreffende Stelle wird hiermit einige Male betupft. Die hierauf eintretende Reaktion ist bisweilen recht stark und hält dementsprechend bis zum Abklingen mitunter ungefähr vierzehn Tage an. Bei allen Behandlungsmethoden dürfen bei ausgedehnten Angiomen nie zu große Flächen auf einmal in Angriff genommen werden, da die Reaktion sonst zu groß werden könnte. Außerdem wird die Elektrolyse mit gutem Erfolg verwertet, wobei man versuchen soll, die einzelnen sichtbaren Gefäße durch Einführung der Nadel in dieselben direkt zur Verödung zu bringen; die Ausführung der Elektrolyse geschieht in derselben Weise, wie es bei der Beseitigung der Warzen ge-

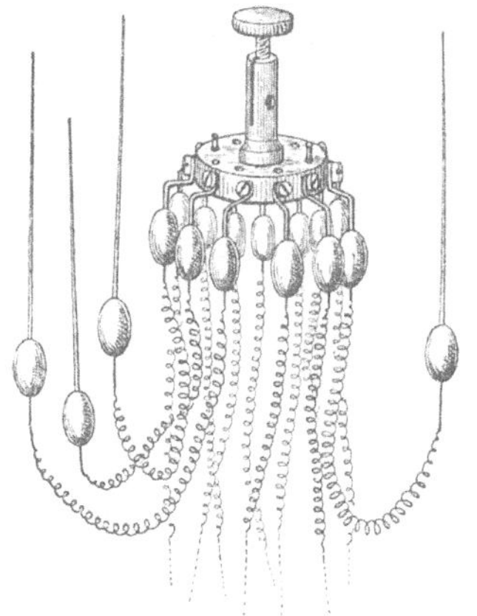

Abb. 11. Elektrolyseinstrument für gleichzeitigen Einstich mehrerer Nadeln.

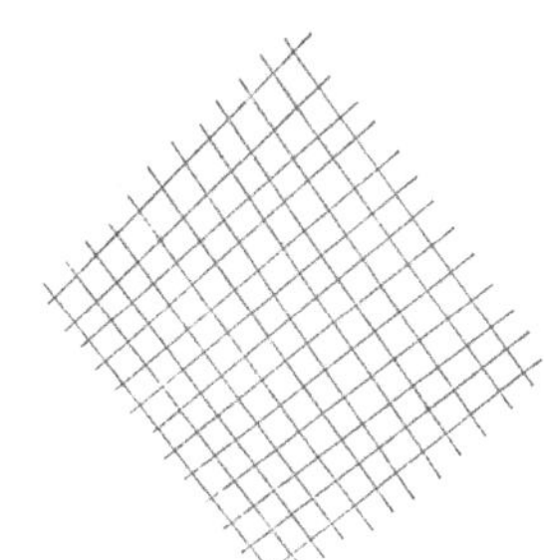

Abb. 12. Schachbrettartiges Aussehen einer multipel skarifizierten Stelle.

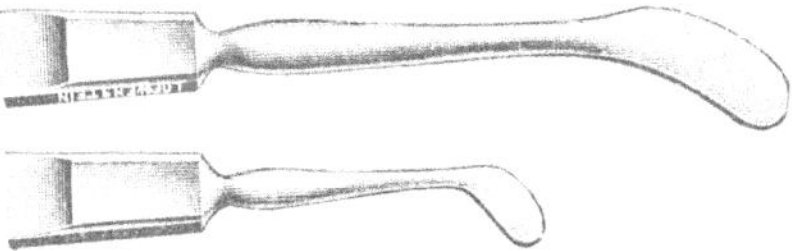

Abb. 13. Skarifikatoren.

schildert wurde. Bei etwas umfangreicheren Gefäßneubildungen kann man mehrere an einem Kabel befestigte Nadeln gleichzeitig einstechen, wozu man sich eines in Abb. 11 abgebildeten Instrumentes bedienen kann. Ein weiteres Mittel zur Beseitigung der Teleangiektasien besitzen wir in der multiplen Skarifikation. Man ritzt die einzelnen kleinen Gefäße so weit wie tunlich mit einem ganz feinen Skalpell. Besitzt die Teleangiektasie eine größere Ausdehnung, wie wir es bei einem sogen. Naevus flammeus sehen, so werden zahlreiche dicht nebeneinander stehende parallele Schnitte angelegt und dann wiederum eine zweite Reihe von Schnitten, welche zu den ersten rechtwinklig steht, so daß die behandelte Partie ein schachbrettartiges Aussehen erhält (Abb. 12). Der Schmerz ist bei scharfem Messer — ich benutze Skarifikatoren, wie sie Abb. 13 zeigt — gering, so daß weder eine örtliche noch allgemeine Anästhesie notwendig ist. Die meist recht erhebliche Blutung wird durch Kompression mit Verbandwatte nach Aufstreuen eines antiseptischen Pulvers gestillt. Sobald die Skarifikationswunden verheilt sind, wird die Operation wiederholt. Mit der Skarifikationsmethode gelingt es, ausgedehnte Teleangiektasien mit dem Resultat einer schönen glatten Narbe zu beseitigen, allerdings beansprucht dieser Eingriff recht beträchtliche Zeit und stellt die Geduld des Arztes auf eine nicht minder harte Probe als die des Patienten. Ist die Gefäßneubildung sehr stark ausgeprägt, die Stelle selbst aber nicht zu umfangreich, so kann sie mit einem Ovalärschnitt exzidiert und die Wunde mit ganz dünner Seide vernäht werden: die hierbei resultierende feine Narbe ergibt ein gutes kosmetisches Resultat.

Auch die bei der Behandlung der Warzen angeführte Galvanokaustik kann zur Beseitigung der Teleangiektasien verwertet werden; besonders hat sich hierbei die Anwendung des von Holländer angegebenen Heißluftbrenners als vorteilhaft erwiesen. Meist genügt die Infiltrationsanästhesie, nur bei kleinen Kindern ist die allgemeine Narkose notwendig. Zur Verödung einzelner feiner Gefäße ist die Benutzung eines galvanokaustischen Mikrobrenners durchaus anzuraten, der von mir benutzte unterscheidet sich von dem in Abb. 4 abgebildeten dadurch, daß er eine ganz fein ausgezogene Spitze besitzt. Die Benutzung des Kaltkauters wird ebenfalls zur Beseitigung der Angiome mit Vorteil herangezogen.

Für alle genannten Ätzungen und operativen Eingriffe ist es empfehlenswert, vermittelst des Glasdruckes sich über die Verteilung der Gefäße ein Bild zu verschaffen. Man sieht hiermit bei wenig ausgedehnten, sternförmigen Angiomen gewöhnlich, daß die Haut ischämisch wird bis auf eine kleine in der Mitte gelegene Stelle. Von diesem zentralen Gefäß aus verzweigen sich die anderen Gefäßneubildungen; eine jede Therapie hat daher in erster Reihe das zentrale Muttergefäß zu beseitigen, worauf dann die Ausläufer bald veröden.

Über die Behandlung der Teleangiektasien mit Radium und Mesothorium gilt das bereits bei den Warzen Gesagte. Es gelingt mit Radium und Mesothorium Teleangiektasien zum Schwinden zu bringen, aber ich selbst habe, nachdem die Haut einige Zeit weiß erschien, wieder kleine Gefäße sich bilden sehen; dennoch wird es erlaubt sein, in verzweifelten Fällen von sehr ausgedehnten Teleangiektasien, in denen andere Verfahren, besonders das sogleich zu erwähnende mit Kohlensäureschnee, erfolglos waren, zur Anwendung von Radium und Mesothorium zu schreiten. Die nach Radium- und Mesothoriumapplikation etwa neu auftretenden, vereinzelten Gefäßerweiterungen können durch Galvanokaustik oder Elektrolyse oder Skarifikation verödet werden, und das Schlußergebnis dürfte dann trotz etwaiger geringer Hautatrophie ein besseres sein als das ursprüngliche Aussehen der befallenen Stelle. Mit Mesothorium konnte ich bei einem mit allen anderen Methoden, auch mit der Kohlensäure, vergeblich behandelten, sehr ausgedehnten Naevus flammeus des Gesichtes und Halses ein gutes Resultat erzielen. Die Gefäßneubildungen wurden beseitigt, allerdings war an ihre Stelle eine weiße Verfärbung getreten, die unangenehm von der Umgebung abstticht. Jedenfalls aber zeigt die weiße Stelle ein besseres Aussehen als die ursprünglich dunklere blaurote. Außerdem ist die Depigmentierung mit der Zeit geringer geworden. Ich kann aber nur dringend raten, mit der Dosierung des Radiums sowie des Mesothoriums recht vorsichtig zu sein, geeignete Filter zu benutzen und zwischen den einzelnen Applikationen dieser Heilmittel an derselben Stelle mehrere Wochen, besser noch Monate, verstreichen zu lassen, da die definitive Wirkung sich meist erst nach dieser Zeit einstellt. Nach alledem muß ich meine persönliche Anschauung dahin präzisieren, daß die Angiombehandlung mit Radium und Mesothorium nicht als Methode der Wahl angesehen, sondern nur für ganz extreme Fälle reserviert werden darf.

Die Behandlung ausgedehnter Teleangiektasien mit der Finsen- oder Quecksilberquarzlampe zeitigt bisweilen gute Erfolge, doch wird der praktische Arzt nur selten Gelegenheit haben, von diesen Verfahren Gebrauch zu machen. Dagegen sind die Resultate der Kältebehandlung derartig, daß auf sie näher eingegangen werden muß. Mit flüssiger Luft gelang es mir schon 1898, Teleangiektasien mit gutem kosmetischem Effekt zu beseitigen; ich bedauere, daß der hohe Preis leider vorläufig noch gegen die Verallgemeinerung dieser recht wirksamen Methode spricht.

Meine damals mit flüssiger Kohlensäure unternommenen Versuche ergaben kein Resultat, da es nicht gelang, die Kohlensäure in Form eines Spray praktisch nutzbar zu machen. Erfolgreicher war Pusey mit der Kohlensäurebehandlung. Er verwendet nicht die flüssige Kohlensäure, sondern den Kohlensäureschnee. Das Verfahren, das ich bis in die kleinsten Einzelheiten schildern will, gestaltet sich folgendermaßen.

Nach Abnahme der Kappe von der Kohlensäurebombe (Abb. 14) wird mit einem entsprechenden Schlüssel der eine Verschluß A entfernt und an seine Stelle ein Ersatzstück B + C gesetzt. Nachdem jetzt die Bombe horizontal gelagert ist, wird um den Ansatz C ein Lederbeutel fest umgelegt, und nun öffnen Sie den zweiten Verschluß der Kohlensäureflasche D. Die Kohlensäure entweicht mit Geräusch und schlägt sich als Schnee in dem Beutel nieder. Schon jetzt sowie während der ganzen Operation müssen die Hände durch Lederhandschuhe geschützt werden. Den Kohlensäureschnee können Sie nun in eine Form bringen, die der Größe und der Konfiguration der zu behandelnden Stelle entspricht. Sie benutzen Ohrentrichter aus Metall oder Holzformen, die Sie aus kleinen Schachteln, wie sie zur Verpackung von Musterfläschchen benutzt werden, zurechtsägen lassen; oder aber Sie nehmen einen kleinen Streifen einer dünnen Bleiplatte und geben demselben die betreffende Form. Den Kohlensäureschnee bringen Sie entweder mit der Hand oder einem kleinen Holzspatel in die Form hinein und stopfen ihn mit einem Holzstab (Bleistift) fest. Am einfachsten ist es, wenn Sie sich den Schnee mit den Fingern selbst entsprechend formen. Jetzt drücken Sie den zusammengepreßten Schnee auf die zu behandelnde Stelle fest auf und lassen ihn, je nach der Größe und der mehr oder weniger starken Verfärbung, fünf bis dreißig, selten bis sechzig Sekunden auf die Stelle einwirken. Unmittelbar nach der Entfernung des Schnees erscheint die Partie weiß und ganz tief eingesunken, ein Anblick, der beim ersten Male im höchsten Grade überraschend wirkt. Nach kurzer Zeit, ungefähr einer Minute, hat sich die Vertiefung aber wieder ausgeglichen, und die Stelle beginnt anzuschwellen. Ein bis zwei Stunden später tritt Blasenbildung auf. Die Blase platzt und bis zur Restitutio ad integrum vergehen acht Tage bis drei Wochen. Man darf in der Nähe der Augen und des Mundes nicht eine zu große Partie in einer Sitzung sehr intensiv behandeln. Es wird sonst das Ödem zu groß, so daß das Auge völlig geschlossen wird, bzw. der Mund sehr schlecht geöffnet werden kann. Es ist

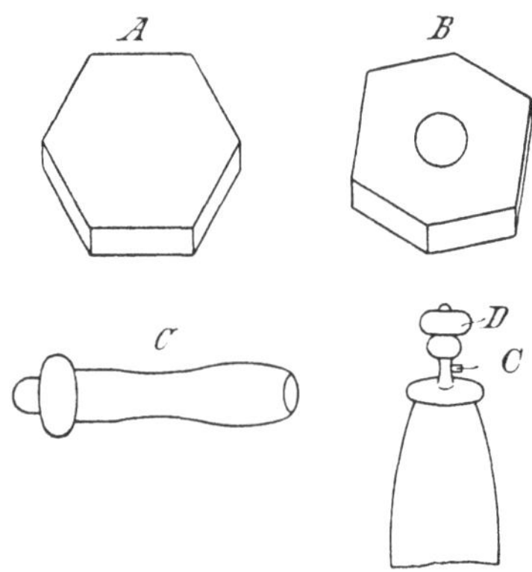

Abb. 14. Ansätze für die Kohlensäurebombe.

mir gelungen, kleinere Angiome auf die eben geschilderte Weise in ein bis zwei Sitzungen völlig zu entfernen. Bei großen Naevi flammei sind die Erfolge jedoch nicht so schnell zu erreichen, wie vielfach irrtümlicherweise angenommen wird; die Behandlung zieht sich gewöhnlich recht lange hin. Immerhin dürfte die Kohlensäurebehandlung ausgedehnter Teleangiektasien gegenwärtig als die empfehlenswerteste Methode erscheinen. Daß nach Kohlensäureschnee und selbst nach Benutzung der Trichloressigsäure bei einer dazu disponierten Haut einmal ganz ausnahmsweise ein Keloid auftreten kann, wie ich es gesehen habe, sei der Vollständigkeit halber erwähnt.

Gegenüber dem Angioma simplex stellt das fast stets angeborene Angioma cavernosum eine im subkutanen Gewebe gelegene Geschwulst dar, die meist etwas prominiert, eine bläuliche Verfärbung zeigt und komprimierbar ist. Das Angioma cavernosum besteht, wie der Name besagt, aus kavernösem Gewebe, das in der Mehrzahl der Fälle durch eine bindegewebige Kapsel zum Teil gegen die Umgebung abgegrenzt ist. Diese großen Neubildungen müssen auf chirurgischem Wege, d. h. durch Exstirpation mit folgender Naht, entfernt werden. Bei kleineren werden Sie durch wöchentlich einmalige Injektion einiger Tropfen bis ein ccm 70proz. Alkohols in die Geschwulst bei genügender Ausdauer eine Beseitigung des Leidens erzielen. Ausschließlich bei sehr kleinen Tumoren werden Sie mit den oben angegebenen Maßnahmen, besonders dem 4proz. Chlorzinkkollodium, zum Ziel kommen.

Nur in losem Zusammenhang steht mit diesem Kapitel die Rosacea, jene Affektion, bei der im Gesicht, besonders an der Nase, zahlreiche Gefäße sich neu bilden, und bei der sich einzelne indurierte rote Knötchen an der Nase, den Wangen, am Kinn und bisweilen an der Stirn finden. Die Hauptrolle bei der Entstehung der Rosacea spielen hyperämische Prozesse, und zwar solche aktiver und passiver Natur. Anfangs tritt zuerst nach äußeren Veranlassungen, wie oben angegeben, sowie bei hoher Außentemperatur vorübergehende helle Röte an den genannten Stellen ein, die aber bei längerem Bestande permanent wird. Entweder im Anschluß an diese Art oder unabhängig von ihr bildet sich die andere Form des Leidens, die der passiven Hyperämie aus, bei der das Kolorit einen mehr dunkelblauroten Farbenton zeigt, und bei der die Gefäße gewöhnlich stärker als bei der ersten Form ausgebildet sind. Als Ursache für die Rosacea, die nach Unna als eine seborrhoische Erkrankung aufgefaßt werden muß, kommen zum Teil die bei der Akne angeführten Momente in Frage, und zwar von inneren Ursachen besonders Störungen im Verdauungstraktus und im weiblichen Sexualapparat, außerdem Herzfehler. Ferner muß der inneren Nase und den Nebenhöhlen Beachtung geschenkt werden. Es bestehen bisweilen Veränderungen im Naseninneren, sowohl hypertrophischer als atrophischer Natur, Zustände, die durch Zirkulationsstörungen (übermäßige Blutzufuhr bzw. gehinderten Abfluß) ebenso wie Erkrankungen der Nebenhöhlen die Rosacea bedingen bzw. verschlimmern können. Des weiteren ist zu berücksichtigen, daß Leute, die sich viel im Freien bewegen, wie z. B. Kutscher, namentlich bei Kälte, Gärtner, ebenso andererseits Personen, die längere Zeit in den Tropen gelebt haben, häufig an diesem Übel erkranken; danach ist wohl die Annahme gestattet, daß Luft und Sonne in dem angegebenen Sinne schädlich wirken. Das Tragen von der Nase und den Wangen eng anliegenden Schleiern bei kalter Witterung darf bisweilen, wenn auch nicht direkt als Veranlassung, so doch als verschlimmerndes Moment der Rosacea angesehen werden. Daß bisweilen ein stark drückendes Pincenez oder auch eine zu schwere Brille eine Stauung auf der Nasenhaut und im Anschluß daran eine Erweiterung der Gefäße hervorrufen kann, sei der Vollständigkeit halber erwähnt.

In einzelnen Fällen findet man — gewissermaßen als leichtesten Grad der Rosacea — ein Netz von Teleangiektasien, die infolge ihrer großen Anzahl und Ausdehnung dem Gesicht ein unnatürlich rotes Aussehen geben — ein Zustand, den ich als Rubor faciei bezeichne. Therapeutisch hat sich hier die, evtl. in Pausen zu wiederholende, Kohlensäureschneeanwendung von kurzer Dauer, 5—10 Sekunden, bei leichtem Druck als vorteilhaft erwiesen.

Die alte Anschauung, daß Trinker nicht selten an Rosacea erkranken, hat insofern eine gewisse Berechtigung, als jede Kongestion zum Gesicht, zumal wenn sie sich bei seborrhoischer Haut häufig wiederholt, geeignet ist, die vorübergehende Blutfülle in eine bleibende zu verwandeln. Aber nicht nur Wein und Bier vermögen einen solchen schädlichen Einfluß auszuüben, sondern auch andere, und zwar heiße Getränke wie Kaffee und Tee, ferner zu heiße Speisen, besonders wenn sie scharf gesalzen oder gewürzt sind.

Die subjektiven Beschwerden der Patienten sind gering und bestehen nur in zeitweise auftretendem Brennen. In ausgeprägten Fällen wird die Entstellung der Nase stärker, es entwickelt sich die Pfundnase, das Rhinophyma. Hierbei erscheint die Nase in toto vergrößert, sie zeigt knollenartige Lappenauswüchse, neben diesen finden sich Komedonen und Aknepusteln sowie Teleangiektasien. Ohne auf die genaueren histologischen Einzelheiten des Rhinophyma einzugehen, sei hier nur erwähnt, daß es sich um eine übermäßig starke Entwickelung normaler

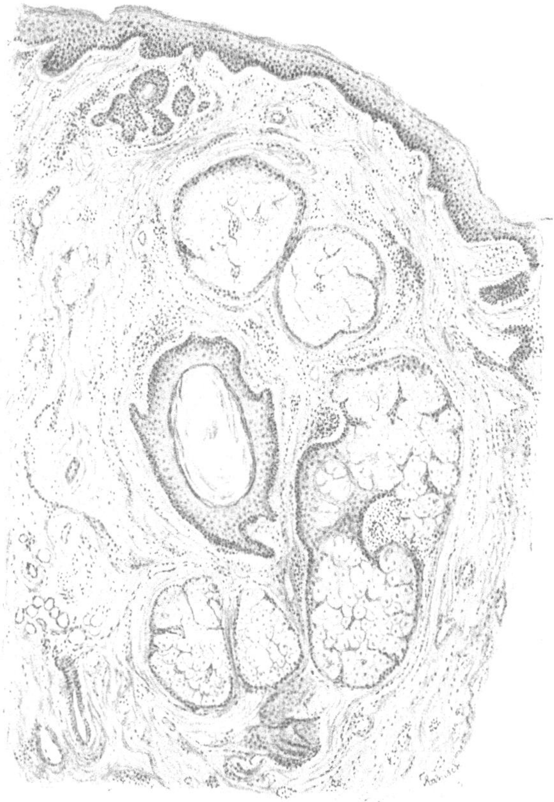

Abb. 15. Durchschnitt durch ein Rhinophyma.

Talgdrüsen sowie um eine Wucherung des Bindegewebes mit starker kleinzelliger Infiltration, besonders auch um die Talgdrüsen herum, handelt. Die Drüsenausführungsgänge sind entweder obliteriert oder zu eng geworden, um dem Sekret den freien Abfluß zu gestatten. Ferner finden Sie zahlreiche neugebildete Kapillaren (Abb. 15).

Die *Behandlung* der Rosacea soll in erster Reihe eine *kausale* sein. Abgesehen von der Vermeidung oder Beseitigung der erwähnten Schädlichkeiten muß besonders die Verdauung reguliert werden, wobei gegebenenfalls von der Hefe ausgiebiger Gebrauch zu machen ist. Auch die innere Verabreichung von Ichthyol und Menthol erweist sich oft vorteilhaft. Ferner ist es notwendig, etwaige Störungen in der weiblichen Sexualsphäre zu beheben. Veränderungen im Naseninneren, sowie der Nebenhöhlen müssen, soweit wie möglich, beseitigt werden. Bei der *äußeren* Behandlung der Rosacea sind Waschungen mit heißem Wasser und Seife wie bei der Akne vulgaris (siehe Seite 7) erforderlich. Sie sind auch nach Aussetzen der Therapie weiter beizubehalten. Ferner leistet die Benutzung des *Dermothermostaten* gute Dienste, danach müssen die erweiterten Talgdrüsen durch *Expression* ihres Inhaltes entleert werden. Von äußeren Mitteln ist besonders *Ichthyol*, *Thigenol*, *Thiol* sowie *Resorzin* zu empfehlen. Die ersten drei geben Sie entweder als Flüssigkeit oder als Paste, während Sie das Resorzin mit einem der drei ersten Mittel zusammen in Pastenform verschreiben.

Rp. Ichthyol.
oder { Thigenol.
       Thiol. liquid. 5,0—10,0—15,0
Aq. dest.
Glycerin. āā 5,0
Spiritus ad 50,0
M.D.S. Äußerlich.

Rp. Ichthyol.
oder { Thigenol.
       Thiol. 5,0—10,0—15,0
Resorcin. 5,0
Past. zinc. ad 50,0
M.D.S. Äußerlich.

Besonders zu empfehlen ist bei der Rosacea eine Schälkur mit β-Naphthol oder Resorzin (Seite 17), ferner ist ein Versuch mit einer 10proz. Suprarenin (1 : 1000) enthaltenden Salbe zu machen, die nicht selten in Verbindung mit dem Dermothermostaten gute Erfolge zeitigt.

Daneben kommt die *chirurgische* Behandlung in Form der *Skarifikation*, der *Galvanokaustik*, speziell mit dem *Mikrobrenner*, und der *Elektrolyse* zur Verwendung. Die multiple Skarifikation kommt in der auf Abb. 11 angegebenen Weise zur Ausführung. Die Blutung ist hier wie bei derselben Behandlung der Angiome meist recht heftig; dementsprechend müssen die Patienten einen großen Wattebausch unter die Nase halten, außerdem empfiehlt es sich noch, die Kleidung der Patienten durch Umlegung eines dicken Tuches um den Hals vor Blut zu schützen. Die skarifizierte Stelle wird mit einem antiseptischen Pulver und Watte bedeckt. Können die Patienten aus äußeren Gründen die Watte nicht bis zum spontanen Abfallen liegen lassen, so können Sie sie nach einer halben Stunde mit einer dünnen Wasserstoffsuperoxydlösung entfernen; oder aber Sie lassen die Entfernung nach einigen Stunden (eventuell am nächsten Morgen) durch den Patienten selbst vornehmen. Einzelne besonders hervortretende Knoten werden, wie es bei der Akne vulgaris geschildert wurde, behandelt. Beherrscht die Gefäßerweiterung im wesentlichen das Bild, tritt die Seborrhoe, die Komedonen- und Aknebildung, in den Hintergrund, kurz, handelt es sich um den Zustand, der vulgär als „rote Nase" bezeichnet wird, so habe ich in mehreren Fällen mit vorsichtiger, wiederholt ausgeführter Kohlensäureapplikation gute Resultate erzielt (siehe auch Seite 117).

Die Behandlung der Rosacea mit der Quarzlampe und Höhensonne ergibt bei vorsichtiger Anwendung gute Erfolge und hat den Vorteil, daß von der Salbenanwendung Abstand genommen werden kann.

Bei geringerem Grade des Rhinophyma erzielt man ebenfalls nicht selten mit der geschilderten Behandlung, wenn sie konsequent durchgeführt wird, recht leidliche Ergebnisse. Bei höheren Graden der Pfundnase ist die Dekortikation in Anwendung zu ziehen. Hierbei wird die überschüssige Neubildung nach Vereisung mit Chloräthyl mit einem Skalpell platt abgetragen, indem der in die Nase eingeführte linke kleine oder Zeigefinger die betreffende Stelle gegen das Messer fixiert und so einen Anhalt für die Dicke der übrigbleibenden Schicht bietet. Die Blutung wird nach Aufstreuen eines antiseptischen Pulvers durch Wattekompression gestillt. Eine Transplantation ist nur in Ausnahmefällen nötig, da von den übriggebliebenen Drüsenausführungsgängen die Epithelisierung vor sich geht.

Fünftes Kapitel.

Hypertrichosis.

Daß ein normaler Körperbestandteil, dessen Üppigkeit an der richtigen Stelle als besondere Schönheit gilt, an falscher Stelle ein kosmetisches Übel darstellt, zeigt uns die Hypertrichosis oder Hirsuties. Die übermäßig abnorme Behaarung kann an den verschiedensten Körperstellen auftreten. Gegenstand der kosmetischen Behandlung ist fast ausschließlich der „Frauenbart". Ferner wird die Entfernung überflüssiger Haare an den Unterschenkeln bisweilen von Damen verlangt werden, die Erholung an der See suchen und dort das Familienbad benutzen. Nur selten wird von Damen die Entfernung überflüssiger Achselhaare gefordert. Daß auch übermäßig eitle Männer von einer Hypertrichosis befreit werden wollen, habe ich einige Male erlebt. So wünschte ein Herr die elektrolytische Entfernung von Haaren, die zu stark bis auf die Stirn herunterwuchsen. Bei der großen Mühe und der Aussichtslosigkeit eines vollen Erfolges in diesem Falle lehnte ich eine Behandlung ab. Ebensowenig entsprach ich dem Wunsche eines jungen Schauspielers, der von seinem sehr stark entwickelten Schnurrbart durch Elektrolyse befreit sein wollte. In einem anderen Falle handelte es sich um einen Herrn, bei dem nach mehrjährigem Aufenthalt in den Tropen die Augenbrauen außerordentlich stark sowohl der Länge als auch dem Dickendurchmesser nach gewachsen waren. Hier konnte ich einen Erfolg erzielen; doch kommen derartige Fälle nur ausnahmsweise vor.

Bei der Behandlung der Hirsuties müssen wir solche Mittel unterscheiden, welche nur eine vorübergehende, und solche, welche eine bleibende Haarlosigkeit anstreben. Die Anzahl der ersteren ist gegenüber den zweiten eine große.

Das einfachste Mittel zur zeitweiligen Entfernung der Haare ist das Abschneiden mit der Schere, ein Verfahren, das vielfach geübt wird und auch weiter keinen Schaden anstiftet. Anders steht es schon mit dem Rasieren, das gar nicht selten von Damen ausgeführt wird. Es ergibt sich hierbei nämlich die Unannehmlichkeit, daß infolge des Rasierens später die Haare durch noch stärkere ersetzt werden und dann die dunklen Haarstümpfe mehr hervortreten. Des weiteren zeigt sich außerdem noch bei einer dunkleren Behaarung die Umgebung der einzelnen Haare etwas pigmentiert. Ferner wird zur vorübergehenden Entfernung der Gesichtshaare von Damen vielfach die Zilienpinzette benutzt. Hierdurch wird ein Reiz auf die Haarpapille ausgeübt, und dementsprechend nehmen die nachwachsenden Haare nicht selten an Stärke zu. Bei der Anwendung der Zilienpinzette treten bisweilen infolge mangelnder Sauberkeit sowie von Ungeschicklichkeit Follikulitiden auf. Das Absengen mit glühenden Nußschalen, dessen man sich im Altertum vielfach an Stelle des Rasierens bediente, kommt in unserer Zeit wohl nur in der Achselhöhle und an den Unterschenkeln — und auch hier nur ausnahmsweise — zur Anwendung. Das Abreiben der behaarten Gegend mit Bimsstein kann auch manchmal mit Erfolg angewendet werden (siehe Seite 57). Zur Entfernung überflüssiger Haare mit einem Pechpflaster wird sich wohl jetzt kaum eine Dame entschließen, ebensowenig wie der von Unna angegebene Harzstift noch benutzt wird.

Gegenüber den bisher besprochenen Maßnahmen haben die chemischen den Vorteil, daß durch sie eine größere Anzahl von Haaren auf einmal entfernt werden kann. Für diesen Zweck kommen zur Anwendung haupsächlich die Hydrate und Sulfhydrate der Alkalien und alkalischen Erden, Kalziumsulfhydrat, Natriumsulfhydrat sowie Baryumsulfhydrat, außerdem das Auripigment, und zwar auch in Verbindung mit Ätzkalk.

Ich verzichte — im Gegensatz zu früher —, an dieser Stelle die zahlreichen Depilatorien mit ihrer Zusammensetzung und Anwendungsweise anzuführen und will nur zwei in den letzten Jahren von mir erprobte mitteilen, die gegenüber anderen den Vorteil haben, daß das in ihnen wirksame Prinzip, das Baryum sulfuratum sowie Strontium sulfuratum in der Apotheke vorrätig und nicht jedesmal frisch bereitet zu werden braucht.

Das Clasensche Depilatorium hat die Formel:

Rp. Baryi sulfurat. 15,0
Zinc. oxydat.
Talc. venet. ää 7,5
M.D.S. Äußerlich.

Das früher gebrauchte Strontium sulfuratum wurde während des Krieges als Depilatorium behufs Entlausung wieder in Anwendung gebracht. Es wirkt zwar langsam aber verhältnismäßig wenig hautreizend, ich verwende es bei empfindlicher Haut jetzt als Depilatorium in der Formel:

Rp. Strontii sulfurati
Zinci oxydati ää 15,0
M.D.S. Äußerlich.

Beide Mittel werden so angewandt, daß sie unmittelbar vor dem Gebrauch mit Wasser zu einer weichen Paste verrieben und dann mit einem Holzspatel auf die zu enthaarende Stelle aufgetragen werden. Sobald sie trocken sind, oder aber sobald Brennen eintritt, wird die Masse trocken abgewischt, dann wird die Partie abgewaschen, es kommt darauf ein indifferentes Fett und über dieses Puder. Meist genügen zur Erzielung einer Wirkung schon zwei bis fünf Minuten. Bei der ersten Auftragung — die ich persönlich ausführe — lasse ich zur Vermeidung einer etwaigen Schädigung der Haut das Mittel nur 1—2 Minuten einwirken und überzeuge mich von der Wirkung und dem Einfluß des Präparates auf die Haut.

Die depilatorische Wirkung der Sulfide bzw. Sulfhydrate der Alkalien und alkalischen Erden, speziell des Kalziumsulfhydrats, wurde zuerst von Boettger erkannt.

Die Wirkung der angeführten Substanzen entspricht im wesentlichen der der Ätzalkalien, und da das Auripigment ausschließlich zusammen mit Ätzkalk benutzt wird, ist letzterem bzw. dem aus der Einwirkung des Kalkes auf Auripigment entstehenden Schwefelkalzium die depilatorische Wirkung zuzuschreiben. Diese kommt durch Auflösung der Hornsubstanz des Haares in eine gallertige Masse zustande. Da die im Auripigment vorhandene arsenige Säure ätzend wirkt, kann es bisweilen zur Verödung der Follikel und dementsprechend zu einer vollkommenen Enthaarung kommen, ein Resultat, auf das mit Sicherheit nicht zu rechnen ist, und das bei den übrigen chemischen Depilationsmitteln noch viel seltener auftritt.

Bei der Verordnung eines jeden Depilatoriums müssen Sie Ihre Patienten darauf aufmerksam machen, daß der Erfolg nur ein vorübergehender ist, und daß demnach die Prozedur nach einiger Zeit wiederholt werden muß. Ist der Depilationseffekt bei so kurzer Einwirkungsdauer nur gering, so müssen Sie das Mittel beim nächsten Male länger auf der zu behandelnden Stelle liegen lassen; jedenfalls vermeiden Sie bei dieser vorsichtigen Anwendung eine Schädigung der Haut. Setzen Sie Ihren Patientinnen diese Momente auseinander, so werden Sie keine unangenehmen Enttäuschungen erleben.

Des weiteren ist dann noch von Gallois zur Epilation das Wasserstoffsuperoxyd empfohlen worden. Die von mir an der Tierhaut in vitro gemachten Experimente ergaben, daß das reine 30 proz. Wasserstoffsuperoxyd (Perhydrol Merck) imstande ist, die Haare aufzulösen. Bei diesen Versuchen zeigte sich aber auch, daß dieses unverdünnte Präparat auf der menschlichen Haut als starkes Reiz- oder Ätzmittel wirkt (confer Pigmentanomalien, Naevi), so daß ich diese Behandlung als zweckmäßig nicht anerkennen kann, da es bei bester Technik nicht möglich ist, nur die Haare mit Wasserstoffsuperoxyd zu benetzen, ohne gleichzeitig die Haut damit zu berühren. Es müßte denn gerade ein Versuch gemacht werden, die Haare über einem Kamm mit dem Mittel in Berührung zu bringen, ohne die Haut dabei in Mitleidenschaft zu ziehen. Persönliche Erfahrungen hierüber zu sammeln, habe ich mich nicht entschließen können. Dagegen dürfte ein Versuch gerechtfertigt erscheinen, starke dunkle Haare mit Perhydrol zu entfärben, um sie heller und dementsprechend weniger auffällig erscheinen zu lassen; zu dem Zweck kann folgende Salbe:

Rp. Perhydrol. 10,0
Lanolin. 20,0
M. f. ungt.

empfohlen werden, bei deren Anwendung die Haare nicht nur heller, sondern auch — was hier ganz erwünscht ist — in dem einen oder anderen Falle geschädigt werden. Während Sie die Salbe aus äußeren Gründen nur nachts auftragen lassen, kann

Rp. Hydrogen. peroxydat. 10,0
Benzin. 5,0
Aqu. dest.
Spirit. āā q. s. ad 50,0
M.D.S. Äußerlich. Feuergefährlich.

zweimal täglich in die Haare eingerieben werden.

Über die in letzter Zeit wieder aufgenommene Thalliumtherapie, und zwar in Form einer ungefähr 2proz. Thallium aceticum-Salbe, liegen noch nicht genügend Erfahrungen vor.

Von den Methoden, die eine radikale Entfernung der Haare bezwecken, habe ich in erster Linie die Elektrolyse zu besprechen. Von Michel in St. Louis wurde die Elektrolyse im Jahre 1875 zuerst zur Entfernung der Haare bei Trichiasis angegeben und dann von Hardaway in die Dermatologie eingeführt. Die Vorteile der Haarentfernung durch Elektrolyse gegenüber den anderen Epilationsmethoden sind so groß, daß die Elektrolyse wohl gegenwärtig als die beste zur Beseitigung der Hypertrichosis angesehen werden darf. Allerdings ist die Ausübung der Elektrolyse bei Hirsuties anstrengend und ermüdend und ruft während der Prozedur meist einen gewissen Grad von Nervosität bei dem Arzt und bisweilen auch bei der Patientin hervor; aber wenn man bedenkt, wie ein sonst schönes Frauengesicht durch einen üppigen Bartwuchs entstellt wird, wenn man ferner bedenkt, daß wir hier wirklich durch unsere Kunst die Patientin von einer Entstellung befreien können, die sie in höchstem Maße geniert, so sollen wir uns die Mühe und Anstrengung, die zu einem vollständigen Erfolg nötig sind, nicht verdrießen lassen. Das Instrumentarium zur Elektrolyse bei Hirsuties ist dasselbe, wie es bei der elektrolytischen Entfernung der Warzen geschildert wurde, es kommen hier jedoch noch einige Erfordernisse hinzu, auf die ich wegen ihrer praktischen Wichtigkeit eingehen muß. In erster Reihe ist eine gute Beleuchtung notwendig. Bei nur einigermaßen dunklem Wetter ist absolut helle künstliche Beleuchtung erforderlich. Sie können für diesen Zweck auch eine Stirnlampe benutzen, wie sie in der Laryngologie gebräuchlich ist; nur müssen Sie berücksichtigen, daß diese Lampe sehr bald warm wird, und Sie die Hitze am Kopf unangenehm empfinden. Als Vorbereitung zur Operation waschen Sie die Hautstelle mit alkalischem Seifenspiritus, reiben

4*

sie dann mit 3proz. Karbollösung und zuletzt mit Äther oder Benzin ab. Bei sensiblen Patientinnen können Sie die Schmerzempfindlichkeit der Haut durch Kokainkataphorese wesentlich herabmindern. Zu diesem Zweck umwickeln Sie das Drahtende der Leitungsschnur des positiven Pols, der Anode, mit einem Wattestückchen, das in eine starke Kokainlösung getaucht wird. Diese Watte wird auf die zu epilierende Stelle gedrückt, und dann lassen Sie den Strom bei einer Stärke von 2—3 Miliampère für eine Minute einwirken. Der Überschuß an Kokain wird abgetupft. Die Kataphorese wenden Sie im allgemeinen nur an, wenn es sich um wenige, dicht nebeneinanderstehende Haare, z. B. auf einem Naevus oder der Oberlippe, handelt, da sonst bei Anwendung der Katophorese für jedes einzelne Haar die Prozedur zu viel Zeit in Anspruch nehmen würde. Der Empfehlung, die Haut durch Chloräthyl unempfindlich zu machen, kann ich mich für die elektrolytische Haarentfernung nicht anschließen. Erstens wird die Haut durch mehrfach aufeinanderfolgendes Sprayen mit Chloräthyl entzündlich gereizt, zweitens aber wird die Haut durch Chloräthyl in einen Zustand der Härte versetzt, so daß Sie sie durchstechen, ohne zu wissen, ob die Nadel den Follikel getroffen hat oder nebenbei geglitten ist. Sind die Vorbereitungen beendet, so kann die Epilation beginnen. Die Patientin befindet sich auf einem Stuhl mit einer Kopflehne bei stark zurückgebeugtem Kopf. Sie können die bei der Aknebehandlung angegebene Kopfstütze benutzen oder gebrauchen einen dem zahnärztlichen Stuhl ähnlichen. Wenn nicht anders, genügt es auch, wenn Sie den Kopf der Patientin durch Anlegen an Ihre Brust fixieren. In den letzten Jahren habe ich den kleinen Eingriff stets auf dem Operationstisch vorgenommen, da es sich herausgestellt hat, daß die Lage für die Patientin angenehmer und die Ermüdung für den Arzt geringer ist. Nun spannen Sie die Haut mit zwei oder drei Fingern der linken Hand und führen die an dem Nadelhalter befestigte Nadel bei geöffnetem Strom in den Haarfollikel parallel dem Haare ein (Abb. 16). Ich benutze feinste Näh-(Perl-)nadeln derart, daß nicht die Spitze sondern das Öhr in den Follikel eingeführt wird, oder aber ich verwende Uhrmacherglättahlen, deren Spitze abgekniffen ist. Sobald die Nadel, ohne auf Widerstand zu stoßen, gleitet, werden Sie die Papille treffen; die Nadel geht dann $^1/_2$—$1^1/_2$ cm tief. Durch Benutzung des Rheostaten lassen Sie den Strom je nach der Stärke des Haares auf 1—$1^1/_2$—2 Milliampère ansteigen. Von der Stärke des Haares hängt auch die Dauer der Stromeinwirkung ab; bei schwächeren Haaren genügen 30 Sekunden, bei stärkeren müssen Sie auf eine Minute steigen, selten wird eine noch längere Stromeinwirkung notwendig sein. Nach dieser

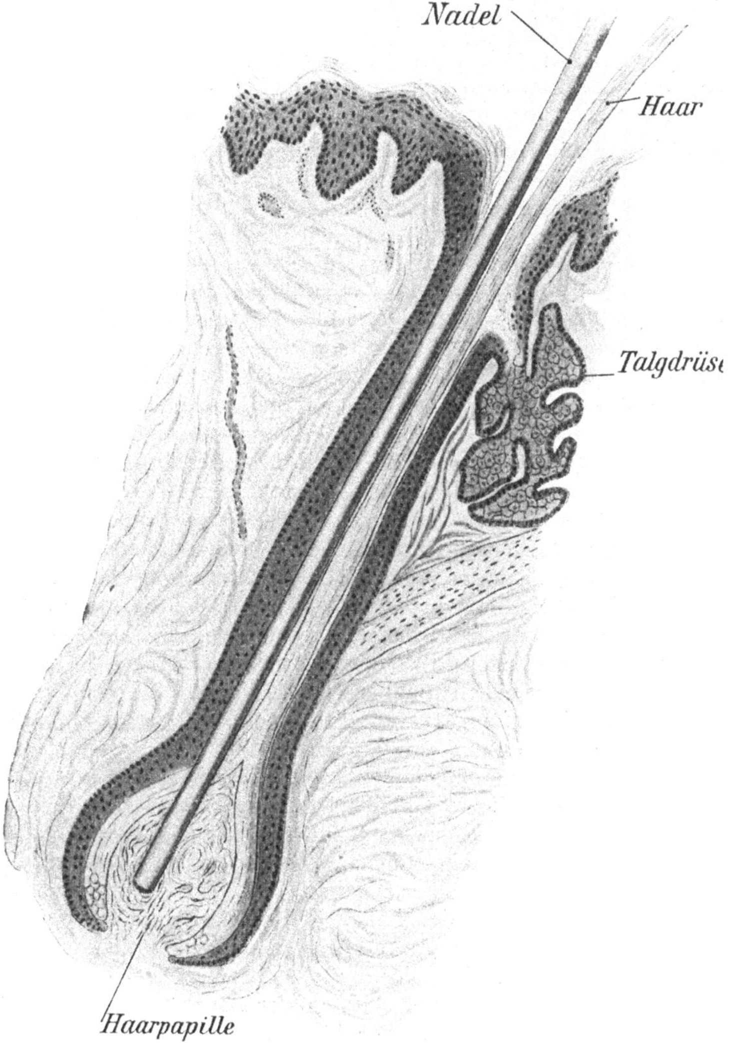

Abb. 16 (schematisch). Nadel im Haarfollikel. — Verhältnis der Talgdrüse zum Vollhaar.

Zeit bringen Sie den Rheostaten wieder auf den größten Widerstand und entfernen dann die Nadel. Während der Einwirkung des Stromes steigt aus dem Follikel ein weißer Schaum auf, es ist dies der Wasserstoff, der durch Zersetzung des Wassers infolge der Elektrolyse frei wird. Die Haut um das Haar wird einen Augenblick rot, dann blaß und erhebt sich gewöhnlich quaddelartig. Folgt jetzt nach dem Hausziehen der Nadel das Haar mit gequollener Wurzelscheide einem leisen Zug der Zilienpinzette, so kann man sicher sein, daß das Haar radikal entfernt ist; anderenfalls muß die Operation — am besten in einer späteren Sitzung — wiederholt werden. Die mikroskopische Untersuchung eines elektrolytisch entfernten Haares ergibt, daß die Auslösung zwischen innerer und äußerer Wurzelscheide erfolgt ist. Die innere Wurzelscheide haftet dem Haar mehr oder weniger vollständig an, der Bulbus zeigt in den Präparaten eine dunkle Verfärbung, welche als Wirkung der Elektrolyse aufzufassen ist. Ausnahmsweise werden durch eine weitergreifende Wirkung des Stromes ein oder — selten — mehrere Haare der nächsten Umgebung der ursprünglich behandelten Stelle ebenfalls gelockert. Das Ausziehen des Haares mit der Zilienpinzette erleichtert die Kontrolle darüber, ob es wirklich von der Papille abgehoben ist, bzw. ob diese zerstört ist, sonst kann man auch das Haar in dem Follikel belassen, aus dem es beim Waschen oder durch zufällige Berührung ausgestoßen wird. An der epilierten Stelle bildet sich oft ein minimaler Schorf, der nach wenigen Tagen abfällt. Nach der Sitzung, in der man 10—20—30 Haare entfernen kann (im Anfang der Behandlung wenige) — ich persönlich nehme in einer Sitzung nur 10, ganz ausnahmsweise 15 Haare fort —, treten gewöhnlich eine leichte Röte und Brennen im Gesicht auf, die meist nur kurze Zeit (zwei bis drei Stunden) anhalten, und wenn nötig, durch Pudern oder kühle Umschläge mit essigsaurer Tonerde gemildert werden können. Falls die Patientin ein künstliches Gebiß trägt, empfiehlt es sich, dieses während der Elektrolyse herausnehmen zu lassen, da die Metallteile des Gebisses als Leiter dienen, und der Strom an entfernter gelegenen Stellen, zu denen er auf diese Weise gelangt, Schmerzen verursacht. Bei nur einigermaßen geschickter Ausführung und etwas Vorsicht (nicht zu starke Ströme, Sauberkeit, Eintauchen der Nadel in 3proz. Karbollösung vor ihrer jedesmaligen Einführung, bei jeder Sitzung Auskochen der Nadel) entstehen fast niemals auffallende Narben oder irgendwelche Hautausschläge; wenn diese dennoch auftreten, so sind sie lediglich einem üblen Zufall oder der Ungeschicklichkeit und Unerfahrenheit des Arztes zuzuschreiben, eine Tatsache, die gegenüber den Angriffen gegen diese Methode im Auge behalten werden muß. Daß nicht immer

— trotz aller Sorgfalt — Narben sich vermeiden lassen, konnte ich bei einer Dame konstatieren. Für solche nur ganz ausnahmsweise vorkommende Fälle könnte man versuchen, die Nadel bis auf das unterste Ende mit einem Isolierlack zu überziehen. Auf diese Weise soll der Strom nur auf die Papille einwirken, während der obere Teil des Follikels vom Strom nicht angegriffen wird. Aber meine in dieser Beziehung vorgenommenen Versuche sind nicht sehr ermutigend gewesen. Das Auftreten eines Hämatoms in unmittelbarem Anschluß an den kleinen Eingriff gehört zu den größten Seltenheiten und ist ohne weitere Bedeutung, da der Bluterguß nach einiger Zeit resorbiert wird. Die Bildung von Keloiden nach Elektrolyse habe ich persönlich niemals beobachtet; immerhin wird man mit dieser Möglichkeit bei Damen rechnen müssen, die eine solche abnorme Veranlagung der Haut besitzen. Dagegen habe ich bei einer Patientin, die — entgegen meinen Intentionen — aus äußeren Gründen täglich sehr ausgedehnte Elektrolysesitzungen verlangte, eine recht langwierige Entzündung und im Anschluß hieran an verschiedenen Stellen knötchenartige Verdickungen auftreten sehen, die sich nur sehr langsam verkleinerten und zu keloidähnlichen Bildungen umwandelten. Seitdem nehme ich wöchentlich nur zwei Sitzungen vor, ganz ausnahmsweise drei, und zwar, wenn es sich um eine über das ganze Gesicht ausgebreitete Hypertrichosis handelt, bei der jedesmal voneinander etwas entfernte Stellen behandelt werden müssen. Es empfiehlt sich, in einer Sitzung überhaupt immer entfernt voneinander stehende Haare, am besten auf beiden Gesichtshälften, an möglichst symmetrischen Partien, zu beseitigen, damit die Reaktionserscheinungen an einer Stelle nicht zu stark werden und eine verhältnismäßig kahle Partie von der Umgebung nicht zu stark absticht. Allerdings springt bei dieser Art des Vorgehens der Erfolg der Behandlung nicht so in die Augen, wie wenn ein kleiner mit Haaren dicht bewachsener Bezirk von diesen in einer Sitzung gesäubert wird. Allein im Interesse der Patientin muß man darauf verzichten und den Grund hierfür angeben, es wird dann, trotzdem ein schneller Erfolg nicht sichtbar ist, das Vertrauen in die Methode nicht erschüttert werden.

Sind von einer Partie alle Haare radikal entfernt, so zeigen sich doch gar nicht selten nach einiger Zeit wieder Haare an dieser Stelle. Man muß die Patientin vor Beginn der Behandlung darauf aufmerksam machen, daß eine hypertrichotische Haut die Neigung zu gesteigertem Haarwachstum besitzt, daß demnach nach beendeter Epilationskur sich Haare von neuem neben den früheren, definitiv entfernten, zeigen werden, die jetzt wiederum beseitigt werden müssen.

Es sind dann noch einige Methoden für die Radikalentfernung der Haare empfohlen worden. Von älteren ist die Galvanokaustik zu erwähnen. Diese Methode ist schmerzhaft und unsicher, macht häßliche Narben und wird jetzt kaum noch angewandt. Von neueren Epilationsverfahren ist in erster Reihe der Röntgenbestrahlung Erwähnung zu tun, von der man sich große Erfolge versprochen hatte. Sie wissen, daß für die Einführung der Röntgenstrahlen in die Dermatotherapie Veränderungen der Haut Veranlassung gaben, die man bei Personen, die sich viel mit in Tätigkeit befindlichen Röntgenapparaten beschäftigten, gelegentlich machte. Hier zeigte sich unter anderem Haarausfall. Wenn es nun auch tatsächlich gelingt, durch Röntgenbestrahlung eine dauernde Enthaarung zu erzielen, so müssen wir doch mit der Möglichkeit rechnen, daß nach längerer Zeit bei einer doch immerhin intensiven Bestrahlung, wie sie für diesen Zweck erforderlich ist, Röntgenschädigungen auftreten, die den kosmetischen Effekt illusorisch machen und ein Resultat liefern können, das in kosmetischer Beziehung schlechter ist als die ursprüngliche Entstellung. Es treten außer anderen Nebenwirkungen der Röntgenstrahlen in erster Reihe Hautatrophien mit Gefäßneubildungen sowie Pigmentierungen auf, und zwar manchmal nach einem Zeitraum von drei Jahren. Müssen wir also mit einer solchen unerwünschten Nebenwirkung der Röntgenstrahlen rechnen, so erscheint wohl eine Warnung vor wahlloser Anwendung dieses Verfahrens berechtigt. Gegenüber vielen Röntgenologen vertrete ich die Anschauung, daß eine Idiosynkrasie gegen Röntgenstrahlen existiert. Es gibt in der ganzen Medizin kein wirksames Mittel, in der gesamten Natur keine wirksame Substanz, die nicht einmal hier oder da auf ein Individuum trifft, das gegen dieses Mittel oder jene Substanz eine Indiosynkrasie hat. Es liegt absolut kein Grund zu der Annahme vor, daß einzig und allein die Röntgenstrahlen — auch bei durchaus richtiger Dosierung — nicht einmal auf ein Individuum treffen sollten, das eine Idiosynkrasie gegen sie hat. Daher warne ich vor der verallgemeinerten Anwendung der Röntgenstrahlen für kosmetische Zwecke, da wir nie vorher wissen können, ob in dem gegebenen Fall das durch unsere therapeutischen Bestrebungen — die Röntgenstrahlen — erzielte Resultat nicht schlechter ist als das ursprüngliche Aussehen vor der Behandlung. Ich reserviere die Röntgenstrahlen in der Kosmetik nur für Ausnahmefälle. Von neuem wandte man sich der Röntgenbehandlung der

Hypertrichosis zu, als von Frankreich aus die Tiefenbehandlung mit harten, filtrierten Röntgenstrahlen empfohlen wurde. Hierdurch sollten Schädigungen der obersten Hautschichten vermieden werden, und man glaubte nur die tiefer gelegenen Haarpapillen zerstören zu können. Trotz aller Anpreisungen glaube ich dieses Verfahren doch nicht als Methode der Wahl ansprechen zu können, da in diesem und jenem Fall immerhin Röntgenschädigungen nicht ausgeschlossen erscheinen. Auch die Gefahr der Tiefenschädigung bei zu harter Strahlung muß ebenfalls in Betracht gezogen werden (Schädigung der Speicheldrüsen). Bezüglich der Dosierung sowie der näheren Einzelheiten sei auf die Angaben der Röntgenlehrbücher hingewiesen. Nur in ganz verzweifelten Fällen von Hypertrichosis des Gesichts und eventuell für die Depilation der Unterschenkel, wenn diese durchaus verlangt wird, ist die Röntgenbestrahlung nicht von der Hand zu weisen. Die schöne Hoffnung, daß die Röntgenbestrahlung infolge ihrer Einfachheit, Bequemlichkeit und Sicherheit das Mittel der Wahl bei der Behandlung der Hirsuties sein würde, ist leider trügerisch gewesen.

Die von Kromayer angegebene Epilationsmethode des Stanzens möchte ich Ihnen nur für ganz vereinzelte Ausnahmefälle, und zwar, wenn es sich um isoliert stehende dicke borstenartige Haare handelt, zur Ausführung anheimstellen; eine Erleichterung unserer Enthaarungsmethoden habe ich nach meinen persönlichen Erfahrungen in dem Stanzen nicht erblicken können.

Die seit langem bekannte, oben bereits kurz erwähnte Abreibung mit Bimsstein behufs vorübergehender Entfernung der Haare hat vor einigen Jahren ein aktuelles Interesse gefunden insofern, als Schwentner-Trachsler die konsequent täglich durchgeführte Abreibung der behaarten Stellen mit Bimsstein zur radikalen Entfernung der Haare empfohlen hat. Die Abreibungen, die auch mit den bei der Behandlung des Lichen pilaris (Seite 116) angegebenen Rotationsinstrumenten ausgeführt werden können, werden einige Wochen fortgesetzt, um nach mehrwöchentlicher Pause in derselben Weise wieder aufgenommen zu werden. Die von mir mit dieser Methode erzielten Resultate sind nicht sehr ermutigend gewesen, und zwar weigerten sich fast alle meine Patientinnen, die Bimssteinabreibungen für längere Zeit fortzusetzen mit der Begründung, daß die Haut sich leicht entzündet, auch wenn zur Vermeidung dieser Reizung der Bimsstein naß gemacht worden war, wodurch die Wirkung eine geringere ist. Bei weniger empfindlicher Haut ist meines Erachtens ein Erfolg dieser Behandlung bezüglich der radikalen Entfernung der

Haare nicht a priori von der Hand zu weisen. Da Schwentner-Trachsler eine Erklärung für die von ihr erhaltenen guten Resultate nicht gegeben, glaube ich den Versuch einer Erklärung machen zu dürfen. Wir können wohl annehmen, daß bei jeder Bimssteinapplikation, besonders wenn sie trocken erfolgt, geringe Mengen von dem Bimsstein in Form von Staubteilchen abgelöst werden, und von diesen kleinsten Partikelchen gelangen einige in den Haarfollikel und dringen schließlich bis zur Haarpapille vor, die sie rein mechanisch zerstören, zur Obliteration bringen können. Ob diese Erklärung richtig ist, wage ich nicht zu entscheiden.

Über die Diathermie als Epilationsmittel kann, da bisher nicht genügende Erfahrungen vorliegen, ein endgültiges Urteil jetzt noch nicht abgegeben werden.

Ich erwähnte bereits, daß die Hilfe des Kosmetikers wegen Hypertrichosis von Männern nur ausnahmsweise in Anspruch genommen wird. Nicht ganz so selten ist dies, wenn es sich um übermäßiges Wachstum von dunklen Haaren auf dem Handrücken und den Fingern handelt. Aus praktischen Rücksichten wird von der Radikalentfernung durch Elektrolyse wohl stets Abstand genommen werden müssen. Zur zeitweiligen Entfernung kommt, abgesehen von dem in diesem Falle etwas langwierigen Abschneiden mit der Schere und den chemischen Depilatorien, das Absengen der Haare über einer Gas- oder Spiritusflamme sowie Anwendung von Bimsstein in Frage. Ob die Hand danach wirklich ein besseres Aussehen erhält und zarter erscheint, muß man getrost dem Urteil des Klienten überlassen; jedenfalls muß vor einem allzu energischen Vorgehen gewarnt werden, da eine völlig kahle Männerhand, besonders bei dunklem Kopfhaar, einen unangenehmen Eindruck macht.

Sechstes Kapitel.

Vorzeitiger Haarausfall.

Hatte ich bei unserer letzten Zusammenkunft Gelegenheit, Ihnen eine ganze Reihe von Mitteln und Methoden anzugeben, die uns in den Stand setzen, Haare sicher — wenn auch bei den meisten Mitteln nur vorübergehend — zu entfernen, so können wir leider nicht mit derselben Sicherheit Versprechungen bezüglich der Besserung des entgegengesetzten Leidens, nämlich des Defluvium capillitii, machen. Allerdings ist die Prognose dieses Übels jetzt nicht mehr so ungünstig wie in früheren Jahren.

Aber erst verhältnismäßig kurze Zeit ist dem vorzeitigen

Haarausfall, der Alopecia praematura s. praesenilis, vom wissenschaftlichen Standpunkt aus Aufmerksamkeit entgegengebracht worden. Hauptsächlich war es Pohl-Pincus, der durch grundlegende Arbeiten diesem Kapitel die gebührende ärztliche Dignität verschaffte. Durch äußerst mühsame und exakte Untersuchungen brachte er Klarheit in die Frage über das Wachstum der Haare, ihre Lebensdauer und ihre pathologischen Verhältnisse. Ihm verdanken wir die Möglichkeit, gegebenenfalls auch schon frühzeitig angeben zu können, ob der Haarausfall als normal zu betrachten ist, oder ob er die Grenze des normalen Verhaltens überschreitet. Nicht die Menge des täglich beim Kämmen entfernten Haares allein ist für dieses Moment maßgebend, zumal der physiologische Haarausfall bei den einzelnen Individuen innerhalb weiter Grenzen schwankt. Da Pohl-Pincus' Angaben noch heute vollen Wert besitzen, möchte ich Ihnen dieselben bei ihrer Wichtigkeit für die Diagnose sowie für die Kontrolle bei der Behandlung hier wörtlich wiedergeben: „Daß das erste Stadium der chronischen Haarleiden die Dicke des Haares gar nicht und damit auch die Stärke des ganzen Haarwuchses nicht auffällig angreift — dieser Umstand ist schuld, daß die Patienten von dem Bestehen der Krankheit keine Ahnung haben. Die Verkürzung des Haares bemerken sie nicht, und sie wissen auch nicht, daß auf diese Verkürzung nach einer gewissen Frist eine Verdünnung des einzelnen Haares folgt. Das Übel kommt ihnen erst zur Erkenntnis, wenn das zweite Stadium eingetreten ist. Dann ist es, wie bereits erwähnt, meist zu spät, der beginnenden Kahlköpfigkeit Einhalt zu tun. Auf frühe Erkenntnis des Übels kommt es also an.

Das bequemste Mittel zu dieser möglichst frühen Erkenntnis ergibt sich aus dem früher angegebenen Entwicklungsgesetze des Haupthaares: man sammle daher an drei aufeinanderfolgenden Tagen den Haarausfall beim Morgen- und Abendfrisieren und sondere (bei langer Haartracht) die Haare über 6 Zoll (16 Zentimeter) von den kürzeren; findet sich, daß die Zahl der kürzeren ein Drittel des Gesamtausfalles beträgt, so liegt ein Haarleiden vor, das ärztliches Einschreiten erfordert. Bei kurzer Haartracht (Männer, Frauen mit kurz abgeschnittenem Haar) sondere man diejenigen Haare, die die Spur der Schere zeigen, von den Spitzenhaaren; die Zahl dieser Spitzenhaare darf bei einer Länge der Haartracht von 4 bis 5 Zoll (11 bis 13 Zentimeter) nur ein Fünftel oder Viertel des Gesamtausfalles betragen.“

Bei einiger Übung ist dieses Verfahren leicht ausführbar, und der Arzt hat ebenso wie der Patient bei der Ausführung desselben einen Maßstab, sich über den Erfolg oder Mißerfolg einer Kur zu unterrichten.

Ich möchte schon an dieser Stelle auf einen Umstand hinweisen, der nicht nur von den Patienten, sondern auch bisweilen von Ärzten falsch gedeutet wird. Bei einer Konsultation wegen vorzeitigen Haarausfalles bringen die Patienten gewöhnlich eine Probe des ausgegangenen Haares mit und weisen mit besonderer Betrübnis auf die manchmal zahlreichen Haare hin, die mit der „Wurzel“ ausgegangen seien. Der Ausdruck „Wurzel“, d. h. die kleine, am untersten Teil des Haarschaftes befindliche Anschwellung, der Bulbus, gibt der Annahme Raum, daß die Haarwurzel ein Analogon zu einer Baumwurzel darstellt. Dem ist aber nicht so. Die Verhältnisse liegen hier wesentlich anders. Der Teil, von dem aus das Haar wächst, ist, wie Sie wissen, die Haarpapille, und diese kann, wie ein Blick auf den Durchschnitt eines Haares ohne weiteres lehrt (s. Abb. 16), niemals ausfallen. Wenn ein Haar mit seiner „Wurzel“ ausgegangen ist, so ist das ein Zeichen dafür, daß seine Lebensdauer beendet ist, natürlich vorausgesetzt, daß das Haar die normale Länge besitzt. Beim ersten Stadium des Haarausfalles zeigt sich, wie Pohl-Pincus (s. O.) nachgewiesen, eine Verkürzung der Lebensdauer des Haares und dementsprechend eine Verkürzung des Haares selbst. (In dem von ihm als „zweites Stadium“ bezeichneten Zustand tritt zu der Verkürzung des Haares noch ein Dünner- und Feinerwerden des einzelnen Haares hinzu.)

Von den Ursachen, die für die Alopecia praematura seit alters her verantwortlich gemacht werden, nimmt die Heredität eine der ersten Stellen ein, und in der Tat muß diese Annahme als zu Recht bestehend angesehen werden. Fragen wir nun nach den näheren Umständen, wie die Heredität ihre Einwirkung ausüben kann, so müssen wir auf das anatomische Verhältnis der Kopfhaut zu ihrer Unterlage, zur Galea, und zum Schädel zurückgehen. Während die Haut der seitlichen Teile des Kopfes sowie der unteren Partien des Hinterkopfes sich auch in weit vorgeschritteneren Fällen von Haarausfall gegen ihre Unterlage noch immer leicht verschieben und in Falten abheben läßt, ist dies bei den haarlosen Stellen nicht möglich, ebenso ist hier die Verschiebbarkeit der Haut gegen ihre Unterlage auf ein geringes Maß herabgesetzt. Die straffe Anspannung an die Unterlage vermindert die Ernährung des Haarbodens dadurch, daß ihm nicht genügend Blut zugeführt wird; und daß an Stellen, die längere Zeit hyperämisch sind, das Haarwachstum gefördert, an blutlosen dagegen vermindert wird, zeigen die Versuche von Siegmund Mayer, deren Richtigkeit ich experimentell nachweisen konnte. Ohne auf Einzelheiten über die Wirkung der straffen Anhaftung der Kopfhaut an die Galea einzugehen, auf deren Bedeutung zuerst von Pohl-Pincus hingewiesen ist, müssen wir an der Tatsache festhalten, daß hierdurch ein wichtiges Moment für den vorzeitigen Haarausfall gegeben ist, namentlich wenn wir berücksichtigen, daß das Wachsen der Kopfmuskulatur gerade zu der Zeit, wenn der vorzeitige Haarausfall auftritt, besondere Fortschritte macht. In der Vererbung der Schädelform sowie des Verhaltens der Kopfmuskeln zu ihrer Bedeckung und zu der Galea liegt eine Erklärung für die Heredität des vorzeitigen Haarausfalls.

Dieser Umstand allein genügt aber nicht, das in Frage stehende Leiden zu erklären. Sehen wir von den Fällen ab, in denen es durch eine Infektionskrankheit oder eine Intoxikation bedingt ist, Fälle, in denen nach Hebung des Grundleidens auch auf der Kopfhaut gewöhnlich eine Restitutio ad integrum eintritt, so war man einige Zeit geneigt, bakterielle Ursachen für die Alopecia praematura heranzuziehen. In einer früheren Arbeit vermochte ich nachzuweisen, daß die Versuche, die aus der Anfangsperiode der bakteriologischen Forschung stammten, einer späteren Kritik nicht standhalten konnten, und daß die therapeutischen Erfolge, die in einer Reihe von Fällen bei einer antibakteriellen Behandlung zu verzeichnen waren, auf andere Weise sich leicht erklären ließen.

Ein weiterer Faktor, der bereits seit langer Zeit für die Entstehung des vorzeitigen Haarausfalles verantwortlich gemacht wurde, ist die Seborrhoe des behaarten Kopfes. Man unterschied hier zwei Formen: die Seborrhoea oleosa und die Seborrhoea sicca. Bei der ersten, seltener auftretenden, bleibt das Fett längere Zeit als öliger Überzug auf der Kopfhaut oder an den Haaren haften, bei letzterer wird es zwar auch in flüssiger Form abgeschieden, zeigt hier aber ein größeres Bestreben, sich bald nach seiner Entleerung aus den Haarfollikeln zu Schuppen zu verdichten. Schließlich kommt noch eine dritte Form vor, die als ein Übergang zwischen den beiden ersteren bezeichnet werden kann.

Die Rolle, welche die Seborrhoe als veranlassendes Moment für den Haarausfall spielt, erklärt man sich folgendermaßen: „Wenn in den (sc. übermäßig sezernierenden) Talgdrüsen rasch und für den physiologischen Zweck unvollkommen (chemisch abnorm) Epidermisschuppen produziert und abgelöst werden, so werden auch die in Kontinuität mit den Drüsenzellen stehenden Haarwurzelscheiden gelockert, abgestoßen . . ." (Kaposi.) Des weiteren möchte ich aber noch auf das Verhältnis der Haare und Talgdrüsen zueinander hinweisen. Die Talgdrüsen finden sich am ganzen Körper mit wenigen hier nicht in Betracht kommen-

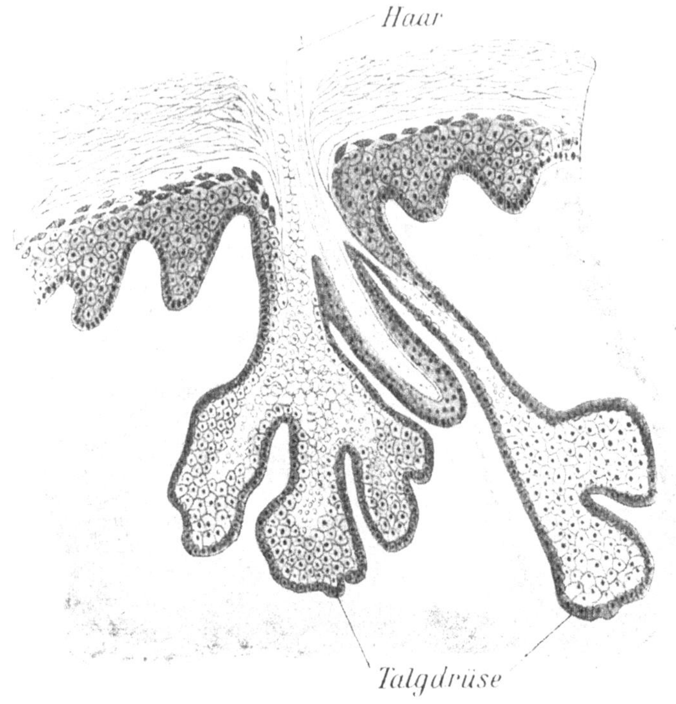

Abb. 17 (schematisch). Verhältnis des Lanugohaares zur Talgdrüse.

den Ausnahmen stets in Verbindung mit Haaren, und zwar besteht in ihrem gegenseitigen Verhältnis ein gewisser Antagonismus. Da, wo das Haar im Vordergrund steht, wie es bei dem Vollhaar der Fall ist (s. Abb. 16), stellt die Talgdrüse den Appendix dar, und umgekehrt, wo letztere den prävalierenden Teil bildet, repräsentiert das Haar das Anhangsgebilde, wie es beim Lanugo der Fall ist (Abb. 17). Je mehr die Talgdrüse, wie es bei der Seborrhoe sich zeigt, sezerniert, d. h. arbeitet und dementsprechend durch eine Aktivitätshypertrophie an Umfang und Größe zunimmt, um so mehr tritt das Haar in den Hintergrund. Und so kehrt sich bei frühzeitigem Haarausfall schließlich das Verhältnis: Haar — Hauptbestandteil, Talgdrüse — Anhangsgebilde in das Gegenteil um, und diesen Zustand sehen wir im extremsten Maße bei der ausgebildeten Glatze. Vielfach wird fälschlich angenommen, daß bei Bestehen von Lanugo noch Aussicht auf Wiederwachsen der Haare vorhanden sei. Es herrscht die Meinung, daß, wenn Haare überhaupt noch sichtbar sind, diese in ihrer Wachstumsenergie angefacht und so wieder ein volles Wachstum erzielt werden könne. Aus der eben gegebenen Darlegung der anatomischen Verhältnisse leuchtet aber ohne weiteres ein, daß diese Folgerung nur ein Trugschluß ist.

Bei der Behandlung von Patienten mit vorzeitigem Haarausfall war mir nun die Verschiedenartigkeit des Fettreichtums der Haare aufgefallen, ferner daß die Größe der Schuppen außerordentlich variiert, und daß die Kleidung mancher Patienten mit Schuppen bestäubt war, die anderer dagegen nicht, dann der Umstand, daß ein Teil der Patienten über Jucken klagte, während andere gar keine Empfindung auf der Kopfhaut spürten. Über diese Unterschiede in den einzelnen Erscheinungen waren die Autoren fast sämtlich bisher mit Stillschweigen hinweggegangen, eine Tatsache, welche die Erfolglosigkeit der üblichen Therapie in vielen Fällen erklärlich erscheinen ließ. Auch die Angabe von Pohl-Pincus, daß die Schuppen zu $^{3}/_{5}$ aus Fett und $^{2}/_{5}$ aus Epidermismassen beständen, schien mir in ihrer Allgemeinheit nicht richtig.

Um einen Schritt vorwärts zu kommen, war es daher geboten, den Fettgehalt der Haare sowie der Schuppen einer näheren Betrachtung zu unterziehen. Und da stellte sich dann zu meinem Erstaunen heraus, daß über den quantitativen Fettgehalt der Haare nirgends Angaben zu finden waren. Infolgedessen untersuchte ich eine große Reihe von Haarproben von Menschen mit normalem sowie mit pathologischem Haarausfall auf ihren Fettgehalt. Ohne auf die Einzelheiten dieser Untersuchung hier näher einzugehen, möchte ich darüber kurz folgendes berichten. Die Untersuchungen wurden so ausgeführt, daß die Betreffenden angewiesen wurden, während einer Woche nach der letzten Waschung jede Einölung oder weitere Waschung der Kopfhaut oder des Haares zu unterlassen und während der nächstfolgenden Woche die Haare zu sammeln. Oder aber es wurden unter Berücksichtigung der eben angegebenen Maßnahmen die abgeschnittenen Haare untersucht. Das Ergebnis war, daß der Fettgehalt unter normalen Verhältnissen bei Kindern geringer war als bei Erwachsenen. Bei ersteren schwankt er zwischen 1—3 Proz., bei letzteren zwischen 5—6 Proz.

Von früheren Autoren war nur ganz vereinzelt auf die Tatsache hingewiesen worden, daß für die — allgemein gesagt — Pityriasis capitis nicht nur die Seborrhoe, sondern auch der Mangel an Fett ein veranlassendes Moment ist, ein Zustand, der durch eine übermäßige Verhornung und sich daraus ergebende exzessive Abstoßung der Epidermis bedingt wird. Die Richtigkeit dieser von Auspitz und Unna zuerst gegebenen Darstellung konnten meine Untersuchungen über den Fettgehalt der Haare und Schuppen bestätigen. Dieses Minus an Fett kann nun, wie meine Beobachtungen zeigten, ein primärer oder ein sekundärer Zustand sein, und zwar kommt der letzte nicht selten durch eine unzweckmäßige Behandlung der Kopfhaut zustande. nämlich durch übermäßiges Waschen, durch die zu häufige kritiklose Anwendung von Franzbranntwein und anderen, mehr oder weniger große Mengen von Alkohol enthaltenden Haarwässern. Daß deren allgemeiner Gebrauch ebenso wie die Anwendung einer bestimmten Haarkur falsch ist, geht aus meinen obigen Auseinandersetzungen ohne weiteres hervor, und so mußte das Resultat einer Fettgehaltsuntersuchung zu einer Kritik der bisherigen Behandlung des Haarausfalles herausfordern.

Während den anatomischen Verhältnissen der ausgegangenen Haare bei der Alopecia praematura von den Praktikern bisher wenig Beachtung geschenkt wurde, konnte ich mich bei systematisch vorgenommenen Untersuchungen der vorzeitig ausgefallenen Haare sowie zum Vergleich ausgerissener, fest sitzender Haare derselben Person überzeugen, daß solche Untersuchungen weniger für die Diagnose als vor allen Dingen für die Prognose von Bedeutung sind. Bei der Untersuchung vorzeitig ausgefallener Haare ergibt sich, daß dieselben drei Typen stets wiederkehren: a) der Bulbus ist ganz atrophisch, hat die Form eines dünnen Kolbens und zeigt außer dem Haare selbst keinerlei anhaftende Masse; b) es besteht eine Kappe mit oder ohne Zipfel (der Zipfel ist verschieden lang), d. h. es haften dem untersten Teile des Haares geringe Teile der inneren Wurzelscheide und eventuell des Papillenhalses an; c) das Haar ist auf eine längere Strecke umgeben von größeren Teilen der inneren Wurzelscheide und eventuell sogar von geringen Resten der äußeren Wurzelscheide.

Aus den anatomischen Untersuchungen ist deshalb nur zu sagen, ob die untersuchten Haare wirklich ausgefallene oder bereits gelockerte und leicht entfernbare waren, oder ob sie einfach ausgerissen sind. Lezteren haften stets größere Teile der inneren Wurzelscheide, Teile des Papillenhalses und sogar bisweilen Reste der äußeren Wurzelscheide an.

Finden sich bei der mikroskopischen Untersuchung viele Zipfelhaare, so ist der Schluß gestattet, daß diese nicht spontan ausgefallen, sondern beim Kämmen und Bürsten durch zu gewaltsames Vorgehen mechanisch entfernt worden sind.

Da der pathologische Haarausfall nach meinen Untersuchungen sich von dem senilen bezüglich seines anatomischen Verhaltens nicht wesentlich unterscheidet, darf von der mikroskopischen Untersuchung ausgefallener Haare bezüglich der Diagnose, wie bereits oben angedeutet, nicht allzuviel erwartet werden. Dagegen ergibt sich für die Prognose ein äußerst wertvoller Hinweis insofern, als die Anwesenheit sehr vieler stark verdünnter Haare mit atrophischem Bulbus eine äußerst ungünstige Prognose hinsichtlich der Regeneration ergibt.

Wie in der ganzen Therapie kommt auch bei der Frage des vorzeitigen Haarausfalles der Prophylaxe eine große Bedeutung zu. Schon im Kindesalter soll auf die Beschaffenheit des Haares bei seiner Pflege Rücksicht genommen werden und besonders dann, wenn sich Schuppenbildung zeigt, eine entsprechende Behandlung eintreten. Man darf die Kopfhaut des Kindes unter normalen Verhältnissen nicht zu häufig waschen, namentlich sei vor einer täglichen Waschung der Kopfhaut gewarnt. Da die normale Kopfhaut des Kindes gewöhnlich ziemlich fettarm ist, so soll, um einer übermäßigen Trockenheit vorzubeugen, nach dem Waschen der Kopf mit einem indifferenten Fett, am besten nicht ranzigem Olivenöl, eingefettet werden. Zeigen sich dagegen die ersten Anfänge von Schuppenbildung, so ist eine genauere Untersuchung notwendig, und zwar muß man hier ermitteln, ob das Haar trocken und glanzlos oder übermäßig fettig erscheint. Im ersten Falle werden wir Fett zuführen, im letzten die übermäßige Fettabsonderung zu vermindern suchen. Dieses Prinzip gilt auch als Hauptgrundsatz für die Behandlung der Alopecia praematura beim Erwachsenen. Da dieses Leiden gewöhnlich schleichend auftritt, und der Patient meist erst dann zum Arzt kommt, wenn der Haarausfall übermäßig stark geworden und der Haarboden schon mehr oder weniger gelichtet ist — eine Zeit, die Pohl-Pincus als das zweite Stadium der Alopecia praematura bezeichnet — so kann nicht genug die Wichtigkeit der Prophylaxe im Kindesalter und zur Zeit der Pubertät betont werden.

Bei der Behandlung der übermäßigen Schuppenbildung

haben wir zwei Indikationen zu genügen. Zuvörderst müssen die vorhandenen Schuppen entfernt und danach ihrer Wiederkehr Einhalt getan werden. Der ersten Anforderung entsprechen im allgemeinen Seifenwaschungen, nur in den seltenen Fällen, wo es zu dickeren Auflagerungen gekommen, ist es notwendig, diese durch hydropathische Ölumschläge zu erweichen und dann durch Seifenwaschungen zu beseitigen. Aber auch auf die Auswahl der Seifen muß entsprechend der Beschaffenheit der Schuppen Rücksicht genommen werden. So ist bei der Form der Schuppenbildung, die durch Seborrhoe bedingt ist, die Anwendung von Teerseife nicht zweckmäßig, hier empfiehlt sich Schwefelseife. Ist dagegen die Schuppenbildung weniger durch Fett als durch die Abstoßung von übermäßig verhornter Epidermis bedingt, so werden wir Teerseife verordnen. Statt der Schwefelseife ist auch die Anwendung des Spiritus saponato-kalinus in vielen Fällen zu empfehlen. Bei Mangel an Fett wird eine Waschung nur zur Beseitigung der Schuppen notwendig sein, ferner um die sogleich zu erwähnenden Salben von der Kopfhaut zu entfernen. Es wird hierzu im allgemeinen zwei- bis dreiwöchentlich eine einmalige Seifenwaschung ausreichen. In stark ausgeprägten Fällen werden wir dann jeden zweiten Tag, selten täglich, eine Einsalbung des Kopfes mit Mitteln, welche die übermäßige Verhornung verringern, anwenden. Bei Besserung des Zustandes lassen wir die Einsalbung progressiv seltener vornehmen.

Anders liegen die Verhältnisse bei einer Seborrhoe des Kopfes. Hier ist eine häufigere Seifenwaschung notwendig, nicht nur um die eventuell aufgetragenen Salben wieder zu entfernen, sondern auch um die sich wieder zeigenden Schuppen zu beseitigen. Selbstverständlich wird die Anwendung von Salben bei der Seborrhoe des Kopfes auf ein Minimum zu beschränken sein. Da zu dem schon übermäßig abgesonderten Fett durch Salbe noch neues künstlich hinzugefügt wird, müssen wir in solchen Fällen möglichst zu Mitteln greifen, die zur Entfettung der Kopfhaut dienen, ohne selbst Fett zu enthalten.

Nach diesen Grundsätzen ist der frühzeitige Haarausfall zu behandeln, und ich möchte an dieser Stelle betonen, daß bei einer jeden „Haarkur" Ausdauer in der Durchführung das erste und oberste Prinzip sein muß, wenn überhaupt ein Erfolg erzielt werden soll. Sie müssen die Patienten auch bei Beginn einer jeden Haarkur darauf aufmerksam machen, daß zuerst bei konsequent durchgeführten Waschungen oder Einreibungen, sei es von Salben, sei es von Flüssigkeiten, anscheinend mehr Haare ausgehen als früher. Dies rührt daher, daß die locker sitzenden und demnach dem Untergang geweihten Haare durch diese mechanische Manipulation entfernt werden. Der stärkere Haarausfall im Anfang der Behandlung ist also nur ein scheinbarer.

Bei jeder Behandlung ist, wie erwähnt, in erster Reihe notwendig, daß wir uns über den Zustand des Haarbodens und der Haare selbst bezüglich ihres Fettgehaltes Klarheit verschaffen. Am zweckmäßigsten wäre es in jedem Falle, in der oben angedeuteten Weise die Untersuchung in chemisch exakter Weise vorzunehmen. Allein hier mangelt es gewöhnlich an Zeit, da ungefähr zwei bis drei Wochen zu einer solchen Untersuchung notwendig sind, weil die Patienten meist mit frischgewaschenem Kopf den Arzt aufsuchen, um nicht den Eindruck der Unsauberkeit zu erwecken. Man muß sich daher im großen und ganzen auf die Angaben der Patienten verlassen, wenn man sie nicht dazu veranlassen kann, nach acht Tagen — in denen alle Manipulationen zu unterlassen sind — wiederzukommen, bzw. wenn man die Patienten bewegt, sich die Zeit bis zum Beginn der Behandlung zu nehmen, um die Haare und Schuppen auf ihren Fettgehalt untersuchen zu lassen.

Nehmen wir an, wir haben es mit einem Patienten zu tun, bei dem eine übermäßige Trockenheit mit zu starker Abstoßung von Epidermisschuppen besteht, so werden wir ihn die Schuppen durch Waschungen mit fester oder flüssiger Teerseife entfernen lassen und alsdann ein Mittel verordnen, welches imstande ist, die zu starke Verhornung zu besetigen, außerdem die übermäßige Trockenheit der Kopfhaut zu verringern. Im großen und ganzen kommt man, ebenso wie bei der Seborrhoe, mit wenigen Mitteln bei diesem Zustande aus. Hier wirkt der Schwefel wie auch seine Ersatzpräparate Ichthyol, Thigenol und Thiol in einer schwachen Konzentration recht gut. Die beiden letzten werden wir bei der Behandlung des Haarausfalles dem Ichthyol wegen seines unangenehmen Geruches im allgemeinen vorziehen. Man kann dem Schwefel als Keratolytikum noch Salizylsäure zusetzen; außerdem aber wird ein geringer Zusatz von Tannin die Wirkung der beiden genannten Mittel erhöhen. Ferner kommt als schuppenverringerndes Mittel der Teer in Frage. Ich habe außerdem mit Vorteil ein unter dem Namen Tannobromin bekanntes Präparat für den gleichen Zweck verwertet; es stellt die Formaldehydverbindung des Dibromtannins dar.

Daß in weit vorgeschrittenen Fällen der verschiedenen Formen des Haarausfalles nur eine Besserung, keine vollkommene Heilung bei unserer Therapie erzielt wird, ist selbstverständlich, da kein chemisches Mittel — wie aus der obigen anatomischen Auseinandersetzung hervorgeht — imstande ist, bei der Seborrhoe die übermäßig vergrößerten Talgdrüsen zu ihrer ursprünglichen Norm zurückzubilden und die einmal entstandenen Lanugohaare wieder in Vollhaare zu verwandeln. Ob diese Forderung durch eine energische *Schälkur*, wie sie *Unna* vorschlägt, oder durch *Skarifikation* der Talgdrüsen nach dem Vorschlage von *Morell-Lavallier* oder häufiges *Rasieren* voll und ganz erfüllt wird, entzieht sich meiner Beurteilung. Ebensowenig habe ich ein Urteil über die von *Szèkeley* empfohlene Implantation von Haaren auf der Glatze. Der praktische Arzt wird diese Methoden vorläufig wohl schwerlich in Anwendung ziehen, er muß sich daher jetzt noch auf einfachere Behandlungsweisen beschränken.

Ich gebe Ihnen nun einige Vorschriften für Fälle von vorzeitigem Haarausfall, bei denen eine Verminderung des Fettgehaltes besteht:

Rp. Lact. sulfur. 1,0
Vaselin. flav. ad 30,0
M. f. ungt.

oder

Rp. Ichthyol. 2,0
oder {Thigenol. / Thiol.}
Vaselin. flav. ad 30,0
M. f. ungt.

oder

Rp. Tannobromin. 1,0
Vaselin. flav. ad 30,0
M. f. ungt.

oder

Rp. Tannobromin. 1,0
Balsam. Peruv. 2,0
Adipis coll. equin. ad 30,0
M. f. ungt.

oder

Rp. Acid. salicyl. 0,5—0,75
(solv. in Spirit. q. s.)
Lact. sulfur. 1,0
Vaselin. flav. ad 30,0
M. f. ungt.

oder

Rp. Acid. salicyl. 0,5—0,75
(solv. in Spirit. q. s.)
Ichthyol. 2,0
oder {Thigenol. / Thiol.}
Vaselin. flav. ad 30,0
M. f. ungt.

oder

Rp. Ol. cadin. 1,0
Vaselin. flav. ad 30,0
M. f. ungt.

oder

Rp. Empyroform. 3,0
Vaselin. flav. ad 30,0
M. f. ungt.

oder

Rp. Anthrasol. 2,0
Vaselin. flav. ad 30,0
M. f. ungt.

oder

Rp. Lact. sulfur. 1,0
Empyroform. 3,0
Vaselin. flav. ad 30,0
M. f. ungt.

oder

Rp. Ichthyol. 2,0
oder {Thigenol. / Thiol.}
Empyroform. 3,0
Vaselin. flav. ad 30,0
M. f. ungt.

oder

Rp. Lact. sulfur. 1.0
Anthrasol. 2,0
Vaselin. flav. ad 30,0
M. f. ungt.

oder

Rp. Ichthyol.
oder {Thigenol. / Thiol.}
Anthrasol. ää 2,0
Vaselin. flav. ad 30,0
M. f. ungt.

Oder Sie lassen Teer in flüssiger Form mit Öl vermischt auftragen. Eventuell hönnen Sie auch eine Spirituöse Lösung verschreiben. Den Nachteil, den der Alkohol in einer solchen Mischung haben kann, heben Sie dadurch auf, daß Sie sofort nach der Aufpinselung des Teers eine der angegebenen Salben auftragen lassen. Das Oleum cadinum und Empyroform können Sie nur bei dunkleren Haaren verwenden, während das Anthrasol als weißer Teer überall Anwendung finden kann. Der letzte ebenso wie die übrigen Teerarten, so das angeführte Oleum cadinum, haben den Nachteil des Teergeruchs, während dieser dem Empyroform fast gar nicht anhaftet. Die beiden neueren Präparate, das Anthrasol und namentlich das Empyroform haben den Vorteil, milde zu wirken und nicht so leicht Hautreizungen und Folliculitiden hervorzurufen.

Von Vorschriften, in denen verschiedene Mittel zusammen verordnet werden, möchte ich noch, abgesehen von den bereits oben mitgeteilten, erwähnen:

Rp. Acid. salicyl. 0,5—0,75
Tannobromin.
Tinct. cantharid. ää 1,0
Adip. benzoinat. recent. parat. ad 30,0
M. f. ungt.

oder

Rp. Acid. salicyl. 0,5—0,75
Lact. sulfur.
Tannobromin.
Tinct. cantharid. ää 1,0
Balsam. Peruv. 3,0
Adip. colli equin. ad 30,0
M. f. ungt.

oder Rp. Acid. salicyl. 0,5—0,75
Tannobromin.
Tinct. cantharid. ää 1,0
Ichthyol.
oder {Thigenol. / Thiol.} 2,0
Ol. ros. gtt. I
oder Spirit. resed. gtt. III
oder Ol. bergamott. gtt. III
Medull. ossis bovin. ad 30,0
M. f. ungt.

Das Rosenöl sowie der Resedaspiritus und das Bergamottöl in dem letzten Rezept sind als Parfüm bei Verordnung in der besseren Praxis zugesetzt. Demselben Zweck dient der Perubalsam, der aber gleichzeitig noch die Aufgabe erfüllt, ein Ranzigwerden des Adeps colli equini zu verhüten. Dieses, das Pferdekammfett, ist ebenso wie die Medulla ossis bovini, Rindermark, seit undenklichen Zeiten ein beliebtes Volksmittel, das auf den Haarwuchs günstig einwirken soll.

Die Kantharidentinktur in den letzten Vorschriften ist hinzugefügt, einerseits um der Salizylsäure als Lösungsmittel zu dienen, andererseits in der seit langem bestehenden Annahme, daß auch die Kanthariden einen günstigen Einfluß auf das Haarwachstum ausüben.

Eine dieser Salben lassen wir die Patienten zwei- bis dreimal in der Woche einreiben, und zwar müssen sie angewiesen werden, das Haar mit einem weiten Kamm in eine große Reihe von Scheiteln zu zerlegen und auf die zutage tretende Kopfhaut die Salbe entweder mit einem Borstenpinsel oder besser mit dem Finger selbst einzureiben oder durch eine andere Person einreiben zu lassen. Um die ihrer Unterlage zu fest anliegende Kopfhaut zu lockern und ihr gleichzeitig mehr Blut zuzuführen, empfiehlt es sich, die Einreibungen mit einer leichten Massage der Kopfhaut zu verbinden, wozu zweckentsprechender der Finger als ein Borstenpinsel benutzt wird.

Die Massage als solche ist als ein hyperämisierendes Mittel für die Kopfhaut zu verwerten. Bei der Handmassage werden alle Finger, am Hinterkopf beginnend, durch ruckweise Bewegung nach dem Vorderkopf zu hinaufbewegt, um dadurch einerseits die Kopfhaut von der Unterlage abzuziehen und andererseits gleichzeitig eine Hyperämie zu erzeugen. Statt der Handmassage oder mit dieser verbunden kann auch die Vibrationsmassage angewendet werden, wobei dann die Haare mit einem Tuch bedeckt werden, damit sich das Instrumentarium nicht in den Haaren verfängt.

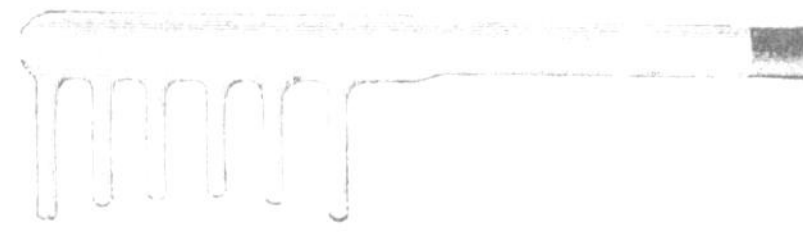

Abb. 18. Kammelektrode.

Die in der letzten Zeit vielfach benutzte Höhensonne leistet infolge der Hyperämisierung der Kopfhaut auch bei der Behandlung vorzeitigen Haarausfalls gute Dienste, und aus demselben Grunde werden wir uns die Anwendung der Faradisation vermittelst des Pinsels bzw. der Bürste oder des Kammes zu nutze machen. Auch die Hochfrequenz, deren Anwendung durch Einführung des Radiolux, wie erwähnt, jelzt weiteren Ärztekreisen zugängig gemacht ist, zeitigt durch Hyperämisierung mit einem kammartigen Instrument gute Dienste (Abb. 18).

Da die geschilderten medikamentösen Prozeduren gewöhnlich

des Abends vorgenommen werden, sind die Patienten, um eine Beschmutzung des Kopfkissens zu vermeiden, darauf aufmerksam zu machen, den Kopf bzw. das Kopfkissen in geeigneter Weise zu bedecken. Können wir nach einiger Zeit eine Abnahme des Haarausfalls konstatieren, die sich durch Zählung der ausgekämmten Haare kundgibt, so lassen wir die Einreibung seltener vornehmen. Die Zählung der Haare wird so ausgeführt, daß sie ungefähr zwei Zentimeter von ihrem Ende entfernt nach Art eines Blumenstraußes zusammengebunden werden. Es empfiehlt sich, diese Kontrolle ungefähr alle vierzehn Tage vornehmen zu lassen. Nach Eintritt einer Besserung kann die exakte Zählung fortfallen, und nun kann man sich über die Größe des Haarausfalls durch Schätzung orientieren.

Klagen Patienten, besonders Damen, häufig darüber, daß bei der Anwendung von Salben nicht nur die Kopfhaut, sondern auch das Haar etwas fettig wird, so daß es sich schlecht frisieren läßt, so hat dieser angebliche Übelstand doch auch einen Vorteil, nämlich: das an sich fettarme Haar erhält etwas Fett zugeführt. Ist der Haarausfall gebessert und braucht die Salbe nur selten aufgetragen zu werden, so empfiehlt sich eine von Zeit zu Zeit zu wiederholende Einfettung des noch trockenen Haares mit einem indifferenten, nicht ranzigen, Öl (Oliven- oder Süßmandelöl) oder einer Öl enthaltenden Brillantine. Auf diese Weise wird die Brüchigkeit des Haares etwas vermindert.

In höherer Konzentration erweist sich der Schwefel ebenso wie das Tannobromin auch vorteilhaft bei den mit übermäßiger Fettabsonderung einhergehenden Zuständen des Haarausfalls, bei der Seborrhoea capitis. Der Schwefel wirkt hier außerordentlich günstig ein, doch ist sein Nachteil, daß er nicht in gelöstem Zustand gegeben werden kann. Es war daher ein Fortschritt, als es gelang, schwefelhaltige Präparate herzustellen, die in Lösungen angewandt werden können. Zu diesen Präparaten gehören, wie angegeben, das Ichthyol, das Thigenol und das Thiol.

Außerdem benutzen wir β-Naphthol, Resorzin, Kampfer, Chloralhydrat und Salizylsäure, letztere unter Berücksichtigung das Umstandes, daß, wie im ersten Kapitel ausgeführt wurde, die Seborrhoe von einer Hyperkeratose begleitet ist. Ein Zusatz von $2\,^1/_2$proz. Tinct. cantharidum wird bei nicht sehr reizbarer Kopfhaut in vielen Fällen angezeigt sein. Patienten mit Seborrhoe des behaarten Kopfes werden angewiesen, die Kopfhaut häufiger zu waschen, und zwar entweder mit Schwefelseife oder alkalischem Seifenspiritus. Je nach dem Grade des vorliegenden Falles sind hier Waschungen im Anfang täglich und später seltener vorzunehmen. Nachdem die Kopfhaut und das Haar getrocknet ist, werden wir die Antiseborrhoica verordnen, und zwar eine Lösung von

Rp. Ichthyol.			Rp. Thiol. liquid.	2,5—5,0
(oder Thigenol.)	1,5—2,5	oder	Spirit.	ad 50,0
Spirit.	ad 50,0		M.D.S. Äußerlich.	
M.D.S. Äußerlich.				

oder

Rp. Tannobromin.	1,5—2,5		Rp. β-Naphthol.	0,25
Spirit.	ad 50,0	oder	Spirit.	ad 50,0
M.D.S. Äußerlich.			M.D.S. Äußerlich.	

oder

Rp. Resorcin.	1,5		Rp. Camphor.	2,5
Spirit.	ad 50,0	oder	Spirit.	ad 50,0
M.D.S. Äußerlich.			M.D.S. Äußerlich.	

oder

Rp. Tannobromin.			Rp. Tannobromin.	1,5
Ichthyol.			Thiol. liquid.	2,5
(oder Thigenol.)	āā 1,5	oder	Spirit.	ad 50,0
Spirit.	ad 50,0		M.D.S. Äußerlich.	
M.D.S. Äußerlich.				

oder

Rp. β-Naphthol.	0,25		Rp. Acid. salicyl.	1,5
Camphor.	2,5	oder	Camphor.	2,5
Spirit.	ad 50,0		Spirit.	ad 50,0
M.D.S. Äußerlich.			M.D.S. Äußerlich.	

Bei starker Schuppenbildung beginnt die Behandlung am besten mit

Rp. Lact. sulfur.			Rp. Lact. sulfur.	
(oder Tannobromin.)	3,0	oder	Resorcin.	āā 1,5
Acid. salicyl.	0,5		Acid. salicyl.	0,5
Vaselin. flav.	ad 30,0		Vaselin. flav.	ad 30,0
M. f. ungt.			M. f. ungt.	

Bei geringeren Graden der Seborrhoe oder bereits eingetretener Besserung können Sie den Spiritus in diesen Rezepten durch Spiritus dilutus ersetzen. Analog liegen die Verhältnisse bezüglich der Konzentration der Lösungen bzw. der Häufigkeit ihrer Anwendung.

In leichteren Fällen von Seborrhoea capitis genügt die Anwendung einer 5proz. Chloralhydratlösung in Wasser und Spiritus (zu gleichen Teilen); eventuell kann das Chloralhydrat in derselben Konzentration auch der Tannobrominlösung hinzugefügt werden:

Rp. Chloralhydrat. 2,5
Aq. dest.
Spirit. āā ad 50,0
M.D.S. Äußerlich.

oder

Rp. Tannobromin. 1,5—2,5
Chloralhydrat. 2,5
Aq. dest.
Spirit. āā ad 50,0
M.D.S. Äußerlich.

β-Naphthol soll niemals in einer stärker als halbprozentigen Lösung verordnet werden, da sonst eine Nierenreizung auftreten kann. Aus diesem Grunde empfiehlt es sich auch, dieses Mittel nie zu lange Zeit hintereinander gebrauchen zu lassen.

Bei Personen mit hellen Haaren muß auf die Anwendung des Tannobromins, Ichthyols, Thigenols, Thiols, Tannins, Empyroforms, Resorzins sowie β-Naphthols verzichtet werden, da durch dessen Gebrauch leicht eine Verfärbung des hellen Haares eintritt. Hier werden wir nur die übrigen Medikamente verordnen.

Von *Zumbusch* verwendet bei Seborrhoea capitis, um die lästige Salbenkur zu vermeiden, einen Streupuder:

Rp. Sulfur. praecipitat. 40,0
Amyl. oryz. 50,0
Pulv. rad. Irid. florent. 10,0
M. f. pulv.

Alle vier Tage wird der Kopf abends hiermit eingepudert, am nächsten Morgen abgebürstet und mit 2proz. Salizyl- oder Resorzinspiritus (dieser nur bei dunklen Haaren) abgewaschen, außerdem jeden zweiten Tag mit Spiritus betupft.

Bisweilen besteht neben der Seborrhoe noch eine starke Hyperidrosis capitis. In diesem Fall kann ein Teil — etwa 30 Proz. — des Spiritus bzw. des Wassers durch Essig ersetzt werden. Außerdem könnte, falls man nicht das Formalin enthaltende Tannobromin anwendet, noch ein Versuch mit einem $^1/_2$proz. Formalinzusatz gemacht werden.

In manchen Fällen ist das Defluvium capillitii von einer stärkeren *Hyperästhesie* der Kopfhaut begleitet. Die Patienten, besonders die weiblichen, geben an, daß sie beim Kämmen und bei Berührung des Haares einen Schmerz fast in jedem einzelnen Haar empfinden. Ist diese Überempfindlichkeit, die sich besonders bei nervösen Personen zeigt, sehr stark ausgeprägt, so fügen Sie der entsprechenden Verordnung noch 5—10 Proz. Anästhesin oder $^1/_2$ Proz. Menthol hinzu.

Behufs *Parfümierung* ersetzen Sie den Spiritus durch *Spiritus melissae compositus* oder *Spiritus Lavandulae* oder durch *Eau de Cologne* (Aqua Coloniensis), wobei allerdings berücksichtigt werden muß, daß es sich hier nicht um ein konstantes Präpart handelt, oder aber Sie fügen der Lösung 10 Proz.

Mixtura oleoso-balsamica hinzu. Ein den Anforderungen der besseren Praxis entsprechendes Parfüm finden Sie in folgender Zusammensetzung:

Rp. Spirit. resed.
Spirit. jasmin. āā 4,0
Ol. flor. aurant.
Ol. rosmarin. āā gtt. II
Ol ros. gtt. I
Äther. acetic. gtt. V
Spirit. ad 100,0
M.D.S. Spiritus cosmeticus.

Diese Mischung können Sie natürlich auch als Basis für die verschiedensten alkoholischen Flüssigkeiten benutzen.

Das Trocknen der Haare, besonders der Frauenhaare, geschieht durch warme Tücher sowie durch Benutzung eines Fächers. Auch kann für diesen Zweck eine elektrische Heißluftdusche vorsichtig benutzt werden, während ich von dem Gebrauch der Apparate, bei denen die Haare direkt auf eine heiße Platte gelegt werden, abrate, da hierdurch die Austrocknung zu stark wird.

Bei fortschreitender Besserung, die sich u. a. auch durch Nachlassen der soeben erwähnten Hyperästhesie der Kopfhaut kundgibt, kann man die Anzahl der Waschungen ebenso wie die der Einreibungen verringern. Die Flüssigkeiten werden so benutzt, daß die Haare ebenfalls mit einem weiten Kamm in eine Anzahl von Scheiteln zerlegt werden und auf die so freigelegte Kopfhaut die Flüssigkeit vermittelst einer Tropfflasche geträufelt wird, die am besten durch Benutzung eines Parfümflaschenstöpsels, der die Flüssigkeit in Tropfen austreten läßt, hergestellt wird. Ist nun durch diese entfettenden Prozeduren eine gewisse Trockenheit der Kopfhaut und der Haare eingetreten, so werden wir zwischen die Waschungen und Flüssigkeitseinreibungen die Auftragung einer der zuletzt angegebenen Salben einschieben, oder aber es wird der spirituösen Flüssigkeit 5 Proz. Rizinusöl hinzugefügt. Um die Schädlichkeit, welche durch das Fett als solches bei der Seborrhoe verursacht wird, zu vermindern, müssen häufigere Waschungen angeordnet werden, als dies bei der Benutzung von spirituösen Flüssigkeiten sonst notwendig ist.

In der Konzentration der genannten Mittel werden wir ebenso wie in der Häufigkeit ihrer Benutzung, worauf ich bereits oben hinwies, eine Änderung eintreten lassen, je nachdem das Leiden sich bessert.

In den Fällen, in welchen der Haarausfall durch Seborrhoe bedingt wird, ist für letztere nicht selten eine Chlorose Veranlassung, und namentlich finden wir dieses Leiden bei jungen

Mädchen in der Entwickelungsperiode. Hier werden wir auch mit einer internen Behandlung die Seborrhoe zu bekämpfen suchen; es kommen dabei die Eisenmittel, das Arsenik und das Oophorin in Frage, wie ich bei der Behandlung der Seborrhoe und Akne bereits mitteilte. Dasselbe gilt auch für die Fälle von Pityriasis capitis, die blasse, schlecht genährte Individuen betreffen.

Das von Zuntz als haarwuchsförderndes Mittel in die Therapie eingeführte Humagsolan hat, das kann man wohl jetzt schon sagen, sich nicht als unfehlbar sicher wirkendes Haarwuchsmittel bewährt. Andererseits sind aber auch seine Gefahren — übermäßiger Haarwuchs an unerwünschten Stellen — überschätzt worden; wesentlich bei Frauen von virilem Typus ist eine gewisse Vorsicht geboten. Immerhin kann auch mit Humagsolan von Fall zu Fall ein Versuch gemacht werden.

Bisweilen machen die Patienten die ganz bestimmte Angabe, daß nach stärkeren psychischen Erregungen der Haarausfall sich eingestellt, oder daß er aus derselben Veranlassung wieder stärker geworden sei, nachdem vorher bereits eine Besserung eingetreten war. Man muß diesen Umstand bei der Beurteilung der therapeutischen Maßnahmen berücksichtigen.

Auf eine weitere Veränderung des Allgemeinzustandes möchte ich Sie noch hinweisen. Manche Patienten geben an, daß der Haarausfall im Anschluß an eine Influenza aufgetreten sei. Diese Angabe trifft oft zu. Wissen wir doch, daß nach verschiedenen Infektionskrankheiten Alopecie sich einstellt. Finden Sie aber, daß der Haarausfall strichförmig ist, so ist der Verdacht auf Lues gerechtfertigt. Diese Form, die „Alopécie en placards“, tritt bei Frauen nicht so deutlich zutage wie bei Männern. Trotzdem werden Sie in manchen Fällen der Diagnose „Haarausfall nach Influenza“ gegenüber sich etwas skeptisch verhalten müssen. So manche Lues ist schon als Influenza gedeutet worden. Der Primäraffekt bei Frauen wird übersehen, ebenso das Exanthem; die Dolores osteocopi werden für die bei der Influenza so unangenehmen und hartnäckigen Kopfschmerzen und „Gliederreißen“ gehalten, das durch Influenza bedingt sei. Handelt es sich um einen Fall, der nach seinem Aussehen und nach seiner Anamnese nur einigermaßen an Lues erinnert, so ist es, falls es sich um eine Dame handelt, oft schwierig, ohne den Takt zu verletzen, die Diagnose „Lues“ zu verifizieren. Immerhin werden Sie im gegebenen Falle das Gesagte berücksichtigen müssen. Die Wassermannsche Reaktion wird bisweilen nicht zu umgehen sein. Ich begründe die Blutentnahme damit, daß die Patientin sehr blutarm und nervös sei. Für die Beurteilung des Gesamtzustandes sowie für die Entscheidung bei einer inneren Behandlung sei die genaue Untersuchung des Blutes notwendig. Falls Sie so verfahren und das Blut vermittelst Schröpfkopf vom Rücken entnehmen, werden Sie kaum auf Schwierigkeiten stoßen. Ist die Diagnose Lues sichergestellt, so ist die kombinierte Hg-Salvarsanbehandlung einzuleiten; die Salvarsaninjektionen können eine Deutung als Arseneinspritzungen gegen Blutarmut erhalten.

Die in den letzten Jahren zur Beobachtung gekommenen Fälle von Grippe haben häufig einen sehr starken Haarausfall zur Folge gehabt, so stark wie er bei früheren Influenzaepidemien nur ganz ausnahmsweise wahrgenommen wurde. Die Prognose dieses Haarausfalls nach Grippe ist glücklicherweise fast immer günstig; dennoch werden wir im Einzelfall nach den oben angegebenen Grundsätzen therapeutisch eingreifen, um so mehr als junge Mädchen und Frauen bei sehr starkem Haarverlust — bisweilen bei fast völliger Kahlheit — oft psychisch außerordentlich deprimiert sind. Wir müssen diesem Zustand Rechnung tragen; abgesehen von allgemeiner Hebung des Gesundheitszustandes durch Diät und Tonica, leisten neben der medikamentösen Behandlung die physikalischen Behandlungsmethoden gute Dienste, um so mehr als die — meist weiblichen — Patienten es dankenswert begrüßen, wenn man ihr Leiden mit Ernst und Sorgfalt behandelt.

Außerdem sei noch erwähnt, daß bei manchen Menschen im Frühjahr ein stärkerer Haarausfall auftritt, der vielleicht als ein Analogon zur Mauserung der Tiere aufzufassen ist. Ferner zeigt sich bisweilen an der See und im Hochgebirge ein recht beträchtliches Defluvium capillitii, ein Vorkommen, das ich sogar bei jüngeren Kindern beobachtet habe.

Am Schlusse dieses wichtigen Kapitels möchte ich noch einmal hervorheben, daß Sie von jeder Schematisierung bei der Behandlung des vorzeitigen Haarausfalls absehen und sich in erster Linie über den Zustand der Haare und des Haarbodens sowie über das Allgemeinbefinden des Patienten Klarheit verschaffen müssen. Sie werden dann, meine Damen und Herren, unter Berücksichtigung dieser Momente bei der Behandlung der Alopecia praematura oft Erfolge erzielen, wenn der andere Grundsatz, auf den ich oben bereits hinwies, genügend gewahrt wird, nämlich die Ausdauer, Konsequenz und Energie in der Behandlung von seiten des Arztes wie besonders der Patienten.

Anhang.

Pflege des normalen Kopf- und Barthaares. Hygiene des Rasierens. — Haare und Nerven bei Frauen.

Ich hatte bereits oben darauf hingedeutet, welche wichtige Rolle die Prophylaxe bei der Verhütung des vorzeitigen Haarausfalles spielt. Es dürfte Ihnen daher erwünscht sein, wenn ich an dieser Stelle einige kurze Mitteilungen über Pflege des normalen Haares mache. Die Kämme dürfen nicht zu eng sein, sie sollen aus Horn, Hartgummi und ähnlichen Substanzen bestehen, jedenfalls sind solche aus Stahl ebenso wie die Stahlbürsten zu vermeiden. Die Haarbürsten sollen mittelweiche Borsten haben. Für normales Haar bei Männern genügen ein- bis zweimal wöchentliche Waschungen, bei Frauen dürfte der Zwischenraum etwas größer zu wählen sein. Um ein normales Haar nach dem Waschen nicht zu sehr zu entfetten, ist es zweckmäßig, von Zeit zu Zeit eine Einölung des Haares mit nicht ranzigem (eventuell parfümierten) Olivenöl oder Süßmandelöl, wie oben angegeben, vorzunehmen.

Es wurde schon erwähnt, daß als ein integrierendes ursächliches Moment für den vorzeitigen Haarausfall die herabgesetzte Ernährung der Kopfhaut durch ihr straffes Anliegen auf der Unterlage anzusehen sei. In gewissem Sinne als analog wirkende zwar vorübergehende, aber doch häufig sich wiederholende Ursache kann das Tragen von schweren und festsitzenden Hüten bei Männern angesehen werden. Die leichtesten Hüte müssen demnach als die hygienisch besten angesehen werden. Der Schädlichkeit schwerer Hüte gleich zu setzen sind schwere Unterlagen aus Haar oder Stahl (die stets angeblich federleicht sind) bei Damen; ihr Zweck ist, das Haar voller erscheinen zu lassen. Dieselbe Wirkung wird auch durch Löckchen angestrebt, die an das Haar gesteckt werden. Das Tragen der schweren Damenhüte scheint jetzt nicht mehr so modern zu sein wie früher, ja, es scheint sich ein Wandel bezüglich des Tragens der Hüte darin anzubahnen, der von einem Extrem ins andere geht, insofern als man jetzt im Sommer nicht selten Damen und Herren ohne Kopfbedeckung auf der Straße sieht. (Über etwaige Schädlichkeiten bezüglich Sonnenbrandes siehe nächstes Kapitel.)

Ein Druck auf die Kopfhaut wird auch im Schlafe ausgeübt, und so habe ich öfter von Patienten die Angabe gehört, daß der Haarausfall auf der Seite, auf der sie zu schlafen pflegen, stärker als auf der anderen sei. Hiergegen gibt es allerdings kein Mittel.

Sie werden in der Praxis bisweilen danach gefragt werden, ob das Wickeln und Brennen der Frauenhaare schädlich sei. Bei beiden Prozeduren tritt eine mechanische Schädigung, beim Brennen noch eine physikalische (austrocknende) ein. Durch das straffe Wickeln, ebenso durch das Kräuseln und Ondolieren mit der Brennscheere werden die Haare auf der konvexen Seite übermäßig ausgedehnt. Es kommt hier zum Platzen der oberflächlichen Haarschicht und auf der anderen Seite tritt eine Knickung ein, die ebenfalls schließlich zum Bersten des Haares führt. In höherem Maße zeigen sich die Schädigungen beim Brennen, da hier eventuell trotz aller Vorsicht einige Haare verbrannt, andere aber — wenn es nicht so weit kommt — zu stark ausgetrocknet werden.

Aus allem geht hervor, daß die einfachste Frisur die gesundheitlich beste ist. Das lose Flechten von Zöpfen ist jedenfalls dem straffen Wickeln vorzuziehen. Am besten wäre es, wenn die Frauen das Haar völlig ungewickelt in einem Netze trügen. Da dieses gesundheitliche Ideal vorläufig aber wahrscheinlich nicht zu erreichen ist, so sollen die Haare wenigstens während der Nacht offen oder lose gebunden getragen werden.

Die soeben angeführten Schädigungen des Brennens gelten natürlich auch für den Schnurrbart, und so mancher ehemals stolze Schnurrbart zeigt später nur noch kümmerliche Reste früherer Schönheit. Um dem Schnurrbart eine hübschere Form zu geben, werden vielfach Bartbinden benutzt, die nur dann mechanisch schädlich wirken, wenn der Schnurrbart nicht eingefettet ist. Eine durch die Bartbinde direkt verursachte Schädigung konnte ich beobachten: es trat Folliculitis und Furunkelbildung in der Nackengegend auf. Der aus Metall bestehende Haken und die Öse, die am Nacken geschlossen werden, hatten dort durch mechanisches Scheuern eine Hautreizung hervorgerufen, und auf der gereizten Haut bildeten sich alsdann die Follikulitiden und Furunkel aus. Da die Barthaare an und für sich meist trocken sind, empfiehlt es sich überhaupt, eine häufigere Einfettung derselben vorzunehmen, als bei den Kopfhaaren angegeben wurde. Daß die Barthaare täglich — ebenso wie die Kopfhaare — gekämmt und gebürstet werden müssen, sei nur der Vollständigkeit halber erwähnt.

Auch bezüglich der Hygiene des Rasierens wird bisweilen Ihr Rat erbeten werden. In erster Reihe müssen selbstverständlich absolut scharfe Rasiermesser benutzt werden. Die Rasierseife muß sehr milde sein, der Seifenschaum muß stark in die Haut eingerieben werden. Einen bequemen, wenn auch teuren Ersatz für die Rasierseife stellen diejenigen Rasiercrêmes dar, welche gebrauchsfertig in den Handel kommen und ohne Anwendung von Wasser direkt auf die Haut aufgetragen werden. Nach dem Rasieren muß etwa noch auf der Haut befindlicher Seifenschaum entweder durch Abwaschen mit Wasser oder durch Abtrocknen entfernt werden. Bei empfindlicher Haut empfiehlt sich nach dem Rasieren die Anwendung eines indifferenten oder leicht adstringierenden Puders.

Zum Schluß noch ein Wort über das wichtige Kapitel: Haare und Nerven bei Frauen. Bei manchen, an sich schon nervösen Damen — bei Männern kommt es seltener vor — wird die Beschäftigung mit den Abnormitäten ihrer Behaarung zur fixen Idee. Bisweilen hören Sie Ihre Klientinnen bei gar nicht beträchtlichem Haarausfall klagen: In vier Wochen habe ich überhaupt keine Haare mehr; oder: Mein Haar ist so fett, ich kann es täglich waschen, und doch läßt die lästige Fettbildung nicht nach. Diesen übertriebenen Klagen können Sie erfolgreich nur durch eine psychische Behandlung neben der medikamentösen und physikalischen begegnen. Aber auch das Gegenteil des vorzeitigen Haarausfalles, die Hirsuties, beeinflußt — bisweilen in noch höherem Maße — das seelische Gleichgewicht so mancher Dame. Diese bedauernswerten Individuen glauben, auch wenn die abnorme Behaarung verhältnismäßig gering ist, daß sie auf der Straße allgemein auffallen und von jedermann verlacht werden; sie fühlen sich gesellschaftlich unmöglich. Um diesen Personen ihren Seelenfrieden wieder zu verschaffen, gibt es nur ein Mittel, das ist die Beseitigung der Hypertrichosis.

Siebentes Kapitel.

Pigmentanomalien. Naevi pigmentosi, Lentigines, Epheliden, Chloasma. — Albinismus, Vitiligo. — Entfernung von Tätowierungen.

Auch heute haben wir uns, meine Damen und Herren, mit Affektionen zu beschäftigen, welche durch die Quantitätsveränderung eines normalen Bestandteils der Haut bedingt sind, mit den Pigmentanomalien. Im wesentlichen interessiert uns die Vermehrung die Pigments, während ein Mangel desselben verhältnismäßig selten Gegenstand kosmetischer Behandlung ist.

Unter den umschriebenen Pigmentvermehrungen unterscheiden wir die Naevi pigmentosi, die angeboren sind, von den in späteren Jahren auftretenden Lentigines und Epheliden.

Anatomisch handelt es sich um eine Vermehrung des Pigments an den normalerweise von ihm eingenommenen Stellen und außerdem um eine Pigmentanhäufung im Corium, die bei den Epheliden nur ganz minimal ist. (Abb. 19 stellt einen Naevus pigmentosus dar.) Je nach dem Grade der Verfärbung ist die

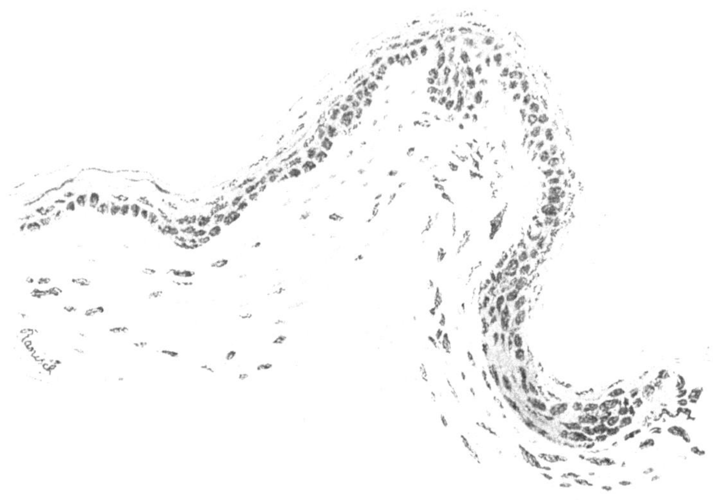

Abb. 19. Naevus pigmentosus. Starke Pigmentanhäufung in der tiefsten Schicht des Epithels, schwächere in der Cutis.

Pigmentablagerung mehr oder weniger stark ausgebildet, so daß — grob ausgesprochen — in anatomischer Beziehung nur graduelle Unterschiede zwischen den verschiedenen Pigmenthypertrophien bestehen. Auf Unnas Naevuszellen einzugehen, liegt außerhalb des Rahmens dieser Auseinandersetzungen.

Die Naevi pigmentosi (Pigmentmäler) zeigen sich an den verschiedensten Körperstellen, ihre Farbe schwankt zwischen hellbraun und tiefschwarz, ihre Größe braucht die eines Stecknadelkopfes nicht zu überragen, andererseits werden große Körperstrecken von einem Naevus pigmentosus eingenommen, der dann meist mehr oder weniger behaart ist (tierfellähnlicher Naevus). Die Pigmentmäler sind entweder flach, glatt und weich (Naevus spilus) oder warzenartig erhaben (Naevus verrucosus), haarlos oder mit Haaren besetzt (Naevus pilosus). Den pigmentierten Naevis kommt insofern eine Bedeutung zu, als aus den ganz schwarz gefärbten sich bisweilen ein sehr bösartiges Melanosarkom oder Karzinom entwickelt.

Die nach der Geburt aufgetretenen Lentigines (Leberflecke, Linsenflecke) stellen, wie der Name sagt, ungefähr linsengroße, bald kleinere, bald etwas größere, bräunliche Flecke dar, die entweder flach oder ganz wenig erhaben sind. Sie finden sich ebenso wie die Naevi pigmentosi an den verschiedenartigsten Stellen des Körpers vor. Die Ephelides (Sommersprossen) sind gelbe bis bräunliche kleine Flecke, die gewöhnlich in größerer Anzahl im Gesicht, an den Händen, Armen und am Hals auftreten. Außerdem zeigen sie sich aber auch an dem Gesäß und den Oberschenkeln. Diese Lokalisation beweist, daß nicht ausschließlich der Einfluß des Sonnenlichtes die Sommersprossen hervorruft. Der Name „Sommersprossen" ist aber insofern nicht unberechtigt, als die Flecke im Herbst und Winter abblassen und dann im nächsten Frühjahr und Sommer wieder stärker hervortreten. Die Epheliden zeigen sich meist bei Personen mit zarter Haut, speziell bei rothaarigen; im späteren Alter schwinden die Epheliden fast immer spontan, während das spontane Verschwinden der Lentigines zu den Ausnahmen gehört.

Von den diffusen Pigmentationen interessieren den Kosmetiker fast nur die meist im Gesicht auftretenden, welche unter dem Namen Chloasma symptomaticum bekannt sind. Sie finden hier das Gesicht in mehr oder weniger großer Ausdehnung hell- bis schmutzigbraun verfärbt, ohne daß irgendwelche subjektiven Beschwerden vorhanden sind. Fast immer bleibt ein weißer Streifen zwischen Haargrenze und Stirn bestehen. Bisweilen zeigen auch die Handrücken dieselbe Verfärbung.

Am wichtigsten ist das Chloasma uterinum. Es zeigt sich bei Frauen während der Gravidität oder des Puerperiums, ferner aber auch bei den verschiedensten Anomalien der Sexualorgane. Manchmal ist für das Chloasma bei Frauen ein Zusammenhang mit dem Genitalapparat überhaupt nicht nachzuweisen; alsdann müssen wir daran denken, ob es sich, ebenso wie bei Männern, nicht um ein Chloasma dyspepticum handelt. Bei Leberleiden finden wir das Chloasma hepaticum, ferner kennen Sie das Chloasma cachecticorum, das bei den verschiedensten Kachexien, besonders beim Karzinom, auftritt.

Das Chloasma toxicum stellt sich nach Anwendung hautreizender Mittel ein, wenn das Irritans genügend lange Zeit eingewirkt hat, d. h. wenn es bis zur Blasenbildung gekommen ist. Da diese Pigmentationen nur selten spontan schwinden und auch durch äußere Therapie erfahrungsgemäß wenig zu beeinflussen sind, ist es Sache des Arztes, die Verordnung von Mitteln mit den genannten Eigenschaften, wie Kanthariden oder Krotonöl, an Stellen, die von der Kleidung nicht bedeckt sind, zu vermeiden oder ihre Verordnung nur auf Ausnahmefälle, in denen eine absolut strikte Indikation vorliegt, zu beschränken.

Das Chloasma traumaticum, das nur ausnahmsweise das Gesicht befällt, entwickelt sich, wenn die Haut mechanisch gereizt wird, wie durch das häufige Kratzen bei juckenden Dermatosen, ferner wenn es durch häufig ausgeübten Druck zur chronischen Hyperämie an einer Hautstelle kommt, wie wir es durch Druck eines Kragenknopfes am Hals beobachten, ferner durch Druck eines Bruchbandes, des Korsetts oder durch Einschnürung der Röcke oder der Strumpfbänder. Die durch Druck oder Reibung entstandene Pigmentierung bleibt meist nicht auf die gereizte Stelle beschränkt, verbreitet sich vielmehr oft über diese hinaus in die Umgebung. Vor einigen Jahren — der Mode entsprechend — hatte ich mehrfach Gelegenheit, eine umschriebene Pigmentierung am Halse von Damen zu sehen. Diese unangenehme braune Verfärbung war veranlaßt durch den längere Zeit einwirkenden Reiz, den die in den Kragen eingenähten Stäbchen darstellten. Des weiteren sah ich eine strichförmige Pigmentierung bei jungen Leuten am Halse, hier war ein sehr hoher und enger Kragen die Ursache.

Der Name Chloasma solare seu caloricum, das aus dem Erythema caloricum hervorgeht, ist insofern nicht ganz berechtigt, als nicht allein die Wärmestrahlen der Sonne den Sonnenbrand bedingen, es sind vielmehr, wie die neueren Forschungen, besonders die über die Lichtbehandlung, ergeben haben, auch die chemischen, die violetten und ultravioletten Strahlen, welche eine Hautreizung und im Anschluß an diese die Verfärbung hervorrufen. Auch die vom Gletscher (Gletscherbrand) oder vom Meere reflektierten Strahlen können diese Erscheinung bedingen, ebenso wie an der See wohl an eine Kombination der Wirkung der Strahlen mit der bewegten (salzhaltigen) Luft zu denken ist. Daß den ultravioletten Strahlen ein sehr wesentlicher Einfluß beim Erythema caloricum zukommt, haben die Beobachtungen der Finsenbehandlung ergeben, bei denen bekanntlich die Wärmestrahlen ausgeschaltet werden und dennoch eine Hautreizung eintritt. Ferner ist darauf hinzuweisen, daß analoge Erscheinungen bei längerer Bestrahlung mit elektrischem Licht beobachtet werden.

Im Gegensatz zu anderen Chloasmen sieht man das Chloasma caloricum des Gesichts nicht selten bei Nachlassen der schädigenden Ursachen sowie bei Eintritt kälterer Witterung spontan schwinden, während das Chloasma auf Hals, Brust und Rücken unendlich viel beständiger ist.

Bei der Beseitigung der umschriebenen Pigmentvermehrung, also besonders der Naevi und Lentigines, muß in erster Reihe berücksichtigt werden, daß durch den der Entfernung dienenden Eingriff nicht ein häßlicheres Aussehen bewirkt wird als durch den ursprünglich kleinen braunen Fleck. Dieser fällt weniger auf als eine pigmentlose, weiße, vertiefte Narbe. Allerdings muß jede kosmetische Rücksicht bei der Entfernung der ganz schwarz pigmentierten Naevi, der Melanome, schwinden, bei denen die Befürchtung besteht, daß aus ihnen später eine bösartige Geschwulst sich entwickeln könnte. Hier kommt nur die weit in das Gesunde gehende Exzision mit Ovalärschnitt und darauffolgender Naht in Frage. Die Exzision wird auch an den durch die Kleidung bedeckten Stellen ausgeführt werden können, wenn anders hier überhaupt die Entfernung eines gutartigen Pigmentfleckes gewünscht wird. Sonst kommen alle bei der Beseitigung der Warzen und Teleangiektasien angeführten Ätzmittel, wie Trichloressigsäure, besonders der Kohlensäureschnee, und die übrigen Verfahren zur Verwendung. Bei kleinen, mit feinen Haaren besetzten Pigmentmälern dürfte die Verwendung des reinen Wasserstoffsuperoxyds (Perhydrol Merck) Erfolg versprechen. Bei diesem Verfahren muß die Haut vorher durch 1—2proz. Sodalösung entfettet werden. Bei derselben Anomalie ist auch besonders die Elektrolyse zu empfehlen, da durch diese gleichzeitig die Haare entfernt werden. Überhaupt möchte ich bei dieser Gelegenheit noch einmal auf die große Bedeutung der Elektrolyse für die Kosmetik hingewiesen haben. Ihre Anwendung ist bequem, verhältnismäßig wenig schmerzhaft — bei sehr empfindlichen Personen kann der Schmerz durch Kokainkataphorese gemildert werden — ferner sind die durch vorsichtig und sachgemäß ausgeführte Elektrolyse erzielten Narben vorzüglich. Dagegen kann es bei der Anwendung des Glüheisens vorkommen, daß die Patienten sich bewegen und so die Nachbarschaft des behandelten Gebietes etwas verbrannt wird. Außerdem aber kann bei noch so großer Vorsicht leicht ein wenig zu tief gebrannt werden, wodurch dann weiße, gegen die Umgebung abstechende Narben veranlaßt werden, die, wie oben erwähnt, mehr auffallen als die ursprünglich braune umschriebene Verfärbung. Es empfiehlt sich daher meist — nicht immer — die Entfernung der kleinen Neubildungen durch das Glüheisen lieber in mehreren Sitzungen vorzunehmen, statt einmal zu tief zu brennen. Die Patienten werden hiermit gern zufrieden sein, wenn Sie dieselben vorher auf etwaige Schädlichkeiten durch zu energisches Vorgehen aufmerksam machen. Falls Sie eine tiefer pigmentierte Stelle durch ein Ätzmittel oder die Galvanokaustik mit einen Mal beseitigen wollen, so müßten Sie, wie Abb. 17 zeigt, tief in die Kutis eindringen, um alles Pigment zu entfernen. Dieses Vorgehen würde eine deutlich sichtbar vertiefte, unangenehm auffällige Narbe ergeben. Wenn es durch einen in Zwischenräumen mehrfach ausgeführten Eingriff gelingt, das Pigment mit gutem kosmetischen Resultat völlig zu beseitigen, so dürfte wohl hierfür dieselbe Erklärung gestattet sein, die Jarisch für die Wirkung der Schälmittel bei dem Chloasma gegeben hat (s. u.). Die Gefahr, die Haut zu tief zu zerstören, wie es bei der Galvanokaustik vorkommen kann, wird bei Benutzung des auch zur Beseitigung von Pigmentflecken sehr geeigneten Kaltkauters leichter vermieden.

Bei dem nicht gerade häufigen akuten Auftreten multipler Pigmentflecke darf vor Anwendung eines eingreifenderen Verfahrens ein Versuch mit innerer Arsendarreichung angezeigt erscheinen.

Sind die Epheliden nicht zu zahlreich, so lassen sie sich durch zirkumskripte Ätzung eines jeden einzelnen Fleckes am besten mit Acidum carbolicum liquefactum oder Wasserstoffsuperoxyd (Perhydrol Merck) beseitigen. Bei vielfach vorhandenen Epheliden, ebenso wie beim Chloasma caloricum, ist die Prophylaxe von besonderer Bedeutung. Personen mit Sommersprossen müssen die oben genannten Schädlichkeiten möglichst zu vermeiden suchen und dürfen sich besonders im Sommer nicht allzusehr den Strahlen der Sonne aussetzen. Um deren Einwirkung, soweit wie angängig, zu verringern und so ein Chloasma caloricum oder stärkeres Hervortreten der Epheliden nicht erst zur Entwickelung kommen zu lassen, müssen gewisse Vorsichtsmaßregeln angewandt werden. Bei Wanderungen im Gebirge, auf Gletschern, an der See sollen Damen — und diese suchen ja besonders unsere Hilfe auf — Schleier tragen, und zwar von gelber, brauner, roter oder grüner Farbe; ferner sollen die Hüte eine breite Krempe haben, das Futter der Krempe soll ebenfalls von einer der genannten Farben sein, ebenso die Sonnenschirme und die Bluse; diese darf nicht, wie das vielfach Mode ist, ein durchbrochenes Muster haben. Ich sah beim Tragen solcher Bluse das Negativ des Musters derselben auf der Brust und Rücken deutlich abgezeichnet. Ferner soll hier vom Puder ausgedehnter Gebrauch gemacht werden, und zwar soll ein durch 10—15 Proz. Ocker oder Terra di Siena gelb- bis braungefärbter oder durch weiteren Zusatz von 3 Proz. Bolus rubra (s. Seite 103) dunkler gefärbter Puder benutzt werden, oder es werden außerdem 5 (—10) Proz. Chininum bisulfuricum, ferner bei trockener Haut 1,5—2 Proz. Lanolinum anhydricum dem Puder (s. Seite 103) hinzugefügt; statt dessen kann auch bei trockener Haut eine Einreibung von

Rp.	Chinin. bisulfuric.	2,5
	Terr. di Siena	2,5—5,0
	Mattan.	ad 50,0
M. D. S. Äußerlich.		

oder bei fetter Haut

Rp.	Chinin. bisulfur.	2,5
	Terr. di Siena	2,5—5,0
	Gelanth.	ad 50,0
M. D. S. Äußerlich.		

verordnet werden. Unmittelbar nach Einwirkung der Sonne darf das Gesicht nicht sofort mit Wasser gewaschen werden. Ist es aber einmal zur Chloasmabildung gekommen, oder sind die Epheliden sehr zahlreich, so sind zu ihrer Beseitigung Schälmittel zu benutzen. Bei leichteren Fällen können wir auf einen vollen Erfolg rechnen, während bei sehr starker Pigmentanhäufung nur eine gewisse Besserung zu erwarten ist. Bei den mechanisch wirkenden Mitteln könnte man a priori daran denken, daß bei der Schälung die abnorme Mengen von Pigment enthaltenden Zellen beseitigt werden. Diese Anschauung ist aber nicht ohne weiteres als richtig anzuerkennen; denn gerade die Basalzellen enthalten am meisten Pigment, und diese Zellen würden nur durch einen energischen Zerstörungsprozeß der Haut zu beseitigen sein. „Offenbar sind es die nach Applikation der genannten (sc. Schäl-)Mittel auftretenden Ernährungsstörungen bzw. entzündlichen Prozesse, welchen die chemische Umwandlung zuzuschreiben ist“ (Jarisch).

Bei leichteren Fällen von Epheliden und Chloasmen genügen Abreibungen mit Zitronensaft oder 10proz. Essigsäure oder 1proz. Salzsäure; bei stärkerer Verfärbung müssen energischer wirkende Schälmittel herangezogen werden, die zum Teil bereits bei der Aknebehandlung angeführt wurden. So ist eine Einreibung mit Spiritus saponato-kalinus oder kurze Zeit ($^1/_2$—3 Stunden) dauernde Auftragung von Sapo kalinus oder Einreibungen von

Rp. Lact. sulfur. 10,0
Spirit. saponato-kalin. ad 50,0
M. D. S. Äußerlich.

oder

Rp. Resorcin. 5,0—10,0
Spirit. saponato-kalin. ad 50,0
M. D. S. Äußerlich.

zu empfehlen oder eine Modifikation der Hebraschen Sommersprossensalbe:

Rp. Hydrargyr. praecipit. alb.
Bismuth. subnitric. āā 2,0
Lanolin. ad 20,0
M. f. ungt.

oder nach Lang

Rp. Acid. acetic. 15,0
Lact. sulfur.
Lanolin. āā q. s. ad 50,0
M. f. ungt.

oder die Zeißlsche Paste (ebenfalls bei der Akne erwähnt). Bei den letztgenannten Präparaten können Sie die gewünschte Wirkung durch die Applikationsart und -zeit variieren; eine leichte Einreibung mit dem Finger oder einem Haarpinsel wirkt anders, als wenn Sie die Salbe mit dem Finger oder einem Borstenpinsel energisch längere Zeit in die Haut einreiben lassen; ebenso wirkt natürlich das Verweilen der Salbe auf der Haut während einer Stunde ungleich schwächer, als wenn die Salbe während mehrerer Stunden oder der Nacht auf der Haut liegen bleibt. Ich selbst bevorzuge die Hebrasche Sommersprossensalbe, die ich, um die Tolerabilität der Haut zu erproben, zuerst abends für eine Stunde auftragen lasse. Allmählich kann die Zeit verlängert und die Salbe während der Nacht auf dem Gesicht belassen werden. Ruft die Salbe bei längerer Benutzung keine Hautreizung hervor, so kann die Konzentration ihrer wirksamen Bestandteile allmählich gesteigert werden, bis zuletzt die ursprüngliche Konzentration (Hydrargyrum praecipitatum album, Bismuthum subnitricum āā 25 Proz.) erreicht ist. Habe ich auch in den überwiegend meisten Fällen bei wochenlanger Anwendung dieser Sommersprossensalbe, wobei die Verfärbung ganz allmählich abblaßte, keine Reizung der Haut gesehen, so beobachtete ich doch einige Fälle, in denen nach einmaliger Auftragung der Salbe auch in schwacher Konzentration für kurze Zeit eine sehr heftige Dermatitis auftrat, die die weitere Benutzung der Salbe verbot.

Ich muß dann noch auf die von Hebra angegebene Methode der Sommersprossenbehandlung mit 1proz. wässeriger oder alkoholischer Sublimatlösung hinweisen, die nach Kaposi folgendermaßen ausgeführt wird: Das Gesicht wird mit genau aneinanderpassenden Leinwandstücken gleichmäßig belegt und während der Kranke horizontal lagert, werden die Läppchen mit der genannten

Sublimatlösung betupft und derart durch vier Stunden feucht erhalten. Unter heftigem Brennen und Spannungsgefühl erhebt sich die Epidermis zu einer Blase, welche am unteren Rande angestochen wird und dann kollabiert. Unter Einpudern fällt die Epidermiskruste binnen acht Tagen ab, die neugebildete Hautdecke ist dann weiß, pigmentlos. Ich persönlich habe über diese Methode keine Erfahrung und möchte mich auch nicht so leicht zu ihrer Anwendung entschließen, da wir doch weniger heroische, zwar langsamer, aber ebenso sicher wirkende Mittel besitzen. Dagegen kann der Kohlensäureschnee auch gegen das Chloasma sowie gegen Epheliden empfohlen werden, besonders wenn diese an den Armen oder Händen sitzen. Es darf selbsverständlich nicht eine zu große Fläche auf einmal in Behandlung genommen werden, da die Reaktion sonst zu stark ist.

Ich hatte bereits Gelegenheit, auf die Wirkung des reinen Wasserstoffsuperoxyds (Perhydrol) als Ätzmittel bei Behandlung umschriebener Pigmentanhäufungen hinzuweisen. Da dem Wasserstoffsuperoxyd bekanntlich eine bleichende Wirkung zukommt, darf seine Anwendung auch zur Beseitigung zahlreicher Epheliden sowie des Chloasma empfohlen werden. Man macht Einreibungen mit einer 5proz. Lösung von Perhydrol und kann eventuell auf 10—15proz. Lösungen steigen. Eine bequeme Anwendungsweise des Wasserstoffsuperoxyds bietet die von Unna angegebene Pernatrolseife, deren Applikationsart bereits früher (S. 14) mitgeteilt wurde.

Bei der Behandlung der Haaranomalien bemerkte ich, daß uns zur Entfernung überflüssiger Haare eine ganze Reihe von Mitteln und Methoden zur Verfügung stehen, während unsere Bemühungen zur Wiedererlangung von Haaren oft wenig erfolgreich sind. Ebenso liegen die Verhältnisse bei der Pigmentveränderung. Das einmal geschwundene Pigment durch neues zu ersetzen, ist bisher nur ganz vorübergehend gelungen. Wir besitzen nur Mittel, um die gegen die Umgebung abstechenden hellen Stellen weniger auffällig erscheinen zu lassen. Der Albinismus congenitus totalis, ein Zustand, bei dem infolge von Pigmentmangel Haut und Haare weiß, die Pupillen rot erscheinen, ist nicht Gegenstand kosmetischer Behandlung; dagegen kann der stationäre Albinismus congenitus partialis bisweilen den Kosmetiker beschäftigen. Die im postembryonalen Leben, gewöhnlich in mittleren Jahren, auftretende Vitiligo ist deshalb ein undankbares Behandlungsobjekt, weil erstens die Affektion meist progredient ist, und zweitens die Peripherie der weißen Stellen hyperpigmentiert erscheint; bisweilen tritt jedoch ein

Stillstand in der Weiterverbreitung der weißen Stellen ein, und dann kann auch die Hyperpigmentierung sich verringern. Außerdem ist ein spontanes Wiederauftreten des verloren gegangenen Pigmentes beobachtet worden. Über die Ursache der Vitiligo wissen wir nur sehr wenig Positives, so daß von einer Prophylaxe der Affektion nicht die Rede sein kann. Jarisch nimmt als ätiologisches Moment gestörte Ernährungsbedingungen der Zellen an und glaubt, die als nervös geltenden ursächlichen Faktoren hiermit in einen Zusammenhang bringen zu können. Ich selbst hatte Gelegenheit, bei einer jungen Dame eine Vitiligo in unmittelbarem Anschluß an eine starke psychische Erregung sich entwickeln zu sehen. Die Therapie steht dieser Affektion aus den eben genannten Gründen ziemlich machtlos gegenüber. Man hat versucht, die hyperpigmentierten Stellen am Rand mit den oben genannten Mitteln heller zu machen, um so die Unterschiede im Aussehen etwas zu vermindern. Andererseits wurde zur Pigmenterzeugung die Quarzlampe herangezogen; leider hielt sich das neue Pigment nur verhältnismäßig kurze Zeit. Dann möchte ich noch einen Versuch mit warmer Luft in Form des Fön-Apparates empfehlen: Jeden zweiten Tag läßt man auf die vitiliginöse Stelle fünf Minuten lang die erwärmte Luft, so heiß wie sie vertragen wird, einwirken. Sonst ist die Behandlung identisch mit der, die uns zur Beseitigung pigmentloser Narben zur Verfügung steht. Bei diesen kommen alle Mittel in Frage, die imstande sind, übermäßige Pigmentierung hervorzurufen, und die als Ursache des Chloasma toxicum angeführt wurden. Der Erfolg ist jedoch meist, wenn er wirklich eintritt, ein sehr vorübergehender. Es bleibt, abgesehen von Schminken und Pudern, auf die ich später noch zurückkomme, nur die Tätowierung übrig. Ich habe mit letzterer einigermaßen brauchbare Resultate nach dem von Paschkis angeführten, von mir durch die Sterilisation modifizierten Verfahren erzielt, das sich an die im Volke geübte Methode anlehnt. Sie mischen in einem Uhrschälchen schwefelsauren Baryt, Zinnober und gelben Ocker oder Terra di Siena mit Glyzerin derart, daß die Farbe etwas heller erscheint als die umgebende normale Haut; dann erhitzen Sie behufs Sterilisation das Gemisch über einer Spiritusflamme, bis Blasen aufsteigen. Auf die gereinigte Hautpartie werden nun mit einer desinfizierten Nähnadel, die sich in einem bei der Elektrolyse angegebenen Nadelhalter befindet, zahlreiche, dicht nebeneinanderstehende Nadelstiche gemacht. Alsdann wird die erkaltete Mischung mit einem kleinen Porzellan- oder Glasspatel auf die skarifizierte Stelle aufgetragen und energisch eingerieben. Man muß, wie erwähnt, die Farbe eher etwas zu hell als zu dunkel nehmen, da es schwerer ist, die dunkle Färbung zu entfernen, als die zu helle Farbe dunkler zu machen. Ist der Erfolg bei der ersten Ausführung der Tätowierung nicht ausreichend, so muß die Prozedur ein oder mehrere Male wiederholt werden. Durch einen ersten Mißerfolg darf man sich von der Wiederholung nicht abschrecken lassen. Die Tätowierung kann auch so ausgeführt werden, daß zuerst der Farbbrei aufgetragen und dann die Nadelskarifikation vorgenommen wird. Der Vorteil hiervon liegt darin, daß gleichzeitig mit dem Einstechen Farbe in die Haut inkorporiert wird; der Nachteil darin, daß das Operationsfeld verdeckt wird. Da die pigmentlosen Narben meist vertieft sind, so können sie nach gelungener Tätowierung durch eine Paraffininjektion ausgeglichen werden.

Über die Lichtbehandlung der Vitiligo, über die in der letzten Zeit berichtet wurde, liegen noch nicht genügend Erfahrungen vor, um ein Urteil zu gestatten. Bisher läßt sich, wie erwähnt, nur sagen, daß das neugebildete Pigment nach einiger Zeit wieder geschwunden ist. Hat die Vitiligo einige Haarsträhnen befallen, so kommt hierfür eventuell die Färbung der Haare (siehe nächstes Kapitel) in Frage.

Bisweilen wird Ihre Hilfe auch bei Verfärbungen der Haut in Anspruch genommen, deren Ursache nicht übermäßige Pigmentierung, sondern ein künstlicher Farbstoff ist, der meist von einer Tätowierung herrührt, aber auch durch Kohlenstücke begingt sein kann, die gelegentlich der Explosion eines Geschosses in die Haut eindringen können. Die bei der Entfernung der Tätowierungen erzielten Erfolge sind bisher noch nicht sehr ermutigend. Wenn irgend angängig, soll das tätowierte Hautstück exzidiert, die Wunde durch Naht geschlossen werden. Variot empfiehlt, die zu entfärbende Stelle mit einer konzentrierten wässerigen Tanninlösung zu bepinseln und dann noch einmal mit einer Nadel zu tätowieren. Danach wird die Stelle mit dem Höllensteinstift unter energischem Druck überstrichen. Man wartet einige Augenblicke, bis die Einstiche sich dunkelschwarz abheben, dann wird die Fläche abgetrocknet. Es tritt nun eine geringe Fntzündung auf, die nach $2-2^1/_2$ Wochen abgelaufen ist. In dieser Zeit haben sich auch die Krusten, die sich etwa gebildet haben, abgestoßen. Man soll bei diesem Verfahren nicht zu große Flächen auf einmal vornehmen, da sonst die Reaktion zu unangenehm ist. Zwei Monate nach der Operation sieht man an Stelle der ursprünglichen Verfärbung eine feine Narbe. Statt der geschilderten Prozedur ist auch versucht worden, die Tätowierung durch Elektrolyse zu entfernen, die in derselben Weise, wie es bei der Beseitigung von Warzen beschrieben wurde, zur Anwendung gebracht wird. Gute Erfolge habe ich mit der Galvanokaustik erzielt, und zwar habe ich die tätowierten Stellen mit einem gebogenen Galvanokauter nachgezogen, indem ich recht tief in die Haut eindrang. Die hiernach aufgetretenen Narben sahen jedenfalls besser aus als die ursprüngliche Tätowierung. Bei ganz umschriebenen Tätowierungen ist ein Versuch mit Kohlensäureschnee zu machen.

Eine weitere Verfärbung der Haut stellt sich ein, wenn Schmuckgegenstände aus Gold oder Silber oder unechte Schmucksachen einige Zeit auf der bloßen Haut getragen werden. Die Stellen sehen dann wie schmutzig aus. Diese Verfärbung pflegt, wenn die schädliche Ursache fortfällt, meist nach einiger Zeit spontan zu schwinden oder kann durch Abreiben mit Benzin heller gemacht oder auch durch eines der oben angegebenen Verfahren, wenn auch langsam, gänzlich beseitigt werden. Ich möchte noch bemerken, daß diese Verfärbung beim Tragen von Platinschmuck sich nicht einstellt.

Achtes Kapitel.

Anomalien der Schweißsekretion. — Frost. — Schminken und Puder. — Haarfärbung. — Rauhe und rote Hände. — Nagelpflege. — Einrisse an den Lippen. — Narben und Keloide. — Lichen pilaris. — Xanthoma palpebrarum. — Nasenröte. — Runzeln. — Gesichtsmassage.

Wir haben heute, meine Damen und Herren, uns zuerst mit einigen Affektionen zu beschäftigen, die nur bedingt in das Gebiet der Kosmetik gehören insofern, als die leichteren Grade dieser Veränderungen kosmetischer Natur sind, während die schwereren durch sie verursachten Veränderungen das Gebiet der Kosmetik überschreiten. In erster Reihe sollen die Anomalien der Schweißsekretion besprochen werden. Wir müssen hier zwischen einer lokalen und allgemeinen Vermehrung oder Verminderung der Schweißabsonderung unterscheiden. Die allgemeine Verminderung der Schweißsekretion, Anidrosis, kommt bei schweren, konstitutionellen Krankheiten, in erster Reihe beim Diabetes mellitus, vor und ist ebensowenig Gegenstand kosmetischer Behandlung wie die allgemeine Hyperidrosis bei Konstitutionserkrankungen, wie z. B. bei der Tuberkulose. Den Kosmetiker interessiert die lokale Hyperidrosis, die sich an ganz bestimmten Stellen zeigt, und zwar besonders an den Füßen, Händen, Achselhöhlen und im Gesicht. Auf die Theorie der Schweißsekretion einzugehen, würde hier zu weit führen, zumal auch unsere Kenntnisse über die Ursachen, welche die erwähnte Abweichung von der Norm hervorrufen, noch etwas mangelhaft sind.

Die Hyperidrosis pedum, die für die Praxis am wichtigsten ist, stellt ein Leiden dar, gleich lästig für den Träger wie oft für dessen Umgebung. Der übermäßig abgesonderte Schweiß ruft zusammen mit der mazerierten Epidermis einen unangenehmen Geruch hervor, die Bromidrosis. Die durch die Mazeration bedingten Rhagaden sind schmerzhaft und erinnern den Betreffenden bei jeder Bewegung an sein Leiden. Beim Fußschweiß wissen wir, daß bisweilen ein Pes planus besteht, und daß nach operativer Beseitigung des Plattfußes oder Besserung des Zustandes durch entsprechende Einlagen auch die Hyperidrosis verringert wird. Hierin liegt ein Fingerzeig für die Therapie: die Hebung eines etwa bestehenden Plattfußes (die eventuell gleichzeitig vorhandenen Schwielenbildungen werden auch auf diese Weise durch die Behandlung der Hyperidrosis oft zum Schwinden gebracht).

Bei der Behandlung der übermäßigen Schweißabsonderung muß unterschieden werden zwischen den Mitteln, welche auf diese selbst einwirken sollen und denen, die nur die Folge der Hyperidrosis — den unangenehmen Geruch — beseitigen sollen. Um letzterer Indikation zu genügen, verordne ich mit Nutzen Transpirolcrême und Transpirolpuder, deren Hauptwirkung auf einer Kombination von wirksamen Benzolkarbonsäuren und deren Homologen beruht.

Es ist selbstverständlich, daß auf peinlichste Sauberkeit bei der Behandlung der Hyperidrosis in erster Reihe zu achten ist, so auch bei der des Fußschweißes. Diese Sauberkeit hat sich nicht bloß auf die Füße selbst, sondern auch auf ihre Bekleidung, also Strümpfe und Schuhwerk zu erstrecken. Die Füße müssen morgens und abends, wenn nötig, auch noch am Tage gewaschen werden, die Strümpfe und Stiefel ebenfalls zwei- bis dreimal am Tage gewechselt, und die Stiefel gut gelüftet werden. Es ist nicht jedesmal ein längeres Fußbad nötig, es genügt vielmehr, die Füße mit lauwarmem Wasser zu waschen, ebenso wie man die Hände wäscht. Nach der Waschung werden die Füße mit einer spirituösen Flüssigkeit, Franzbranntwein, Eau de Cologne oder Essig oder Toiletteessig — beide letztere zu gleichen Teilen mit Wasser — eingerieben. Um die durch die übermäßige

Schweißsekretion bedingte Mazeration der Epidermis und die hierbei auftretenden schmerzhaften Rhagaden zu vermeiden, fettet man prophylaktisch die Füße ein, besonders mit 2proz. Salizyllanolin, das sich selbst nicht zersetzt, und bedeckt die Fußsohlen mit einem ebenso eingefetteten, weichen, leinenen Lappen; besondere Sorgfalt ist auf die Zehenzwischenräume zu legen, da hier wegen der Reibung sich leicht ein Ekzema intertrigo entwickelt. Die Zehen sind durch leinene Läppchen oder dünne Bäusche von Salizylwatte vor der Berührung miteinander zu schützen; statt der Salbe kann man auch in geeigneten Fällen Streupulver anwenden, die den Schweiß aufsaugen, besonders wird hierzu der Pulvis salicylicus cum talco angewandt. Mit diesem Verfahren kommt man bei den leichteren Fällen — und diese stellen die Mehrzahl dar — zum Ziele; widersteht aber das Leiden dieser Behandlung, so muß energischer vorgegangen werden.

Die Behandlung mit Chromsäure, welche eine Zeitlang in der preußischen Armee üblich war, ist wegen der Vergiftungsgefahr verlassen worden. Vielfach angewandt wurde die Behandlungsmethode der Schweißfüße nach Hebra. Nach genügender Reinigung und Abtrocknung werden die Füße mit einem Lappen aus grober Leinwand, der an der für die Sohle bestimmten Stelle messerrückendick mit Hebrascher Salbe bestrichen ist, bedeckt; in die Zehenzwischenräume kommen entsprechend geschnittene Salbenläppchen; nun wird das Leinwandstück genau auf die Sohle gelegt und über dem Fußrücken zusammengeschlagen. Die Salbe und die Leinwand werden morgens und abends erneuert; vor jedesmaligem Verbandswechsel wird die anhaftende Salbe durch mit indifferentem Puder armierte Watte entfernt. Dieses Verfahren wird ungefähr vierzehn Tage hintereinander fortgesetzt, ohne daß der Fuß mit Wasser in Berührung kommt; dann läßt man die Salbe aussetzen und die Füße, besonders die Zehen und Zehenzwischenräume, häufig mit Salizylstreupulver einpudern. In den nächsten Tagen stößt sich die Epidermis in dicken Lagen ab, und es tritt eine neue, weiße, zarte Oberhaut zutage; erst dann dürfen die Füße gebadet werden. Um Rezidiven vorzubeugen, müssen später die Füße noch immer genügend eingepudert werden; zwischen die Zehen läßt man dünne Wattebäusche mit Puder legen; außerdem ist es zweckmäßig, in die Strümpfe das Salizylstreupulver ebenfalls einzustreuen. Daß zu enges Schuhwerk, wie überhaupt, so besonders bei Personen mit Schweißfüßen, zu meiden ist, bedarf wohl kaum der Erwähnung. Ist der Erfolg der geschilderten Therapie kein vollständiger, so muß diese Prozedur von neuem begonnen werden.

Wegen der Umständlichkeit dieses Verfahrens wurde die Einführung des Formalins und seiner Präparate in die Behandlung der Hyperidrosis als ein wesentlicher Forschritt angesehen. In erster Reihe ist des Tannoforms Erwähnung zu tun, gegen dessen allgemeine Anwendung aber die sogleich anzuführenden schädlichen Eigenschaften konzentrierter Formalinverbindungen sowie der hohe Preis sprechen, zumal das Mittel, wenn es eine ausgeprägte Wirkung zeigen soll, unvermischt verwendet werden muß. Von der Anwendung des Formalins versprach man sich anfangs, als es in Aufnahme kam, große Erfolge. Man benutzte eine 10—20proz. Lösung des Mittels, die in einem Teil der Fälle eine Besserung bewirkte. Es stellte sich aber heraus, daß zur Erzielung des beabsichtigten Resultats, d. h. Verödung der Schweißdrüsen, die Verwendung reinen Formalins notwendig war. Diesem Verfahren haften jedoch mehrere Mängel an. Infolge der Zersetzung des Schweißes treten häufig Reizzustände der Haut ein, die ihrerseits wiederum Rhagadenbildung veranlassen. Auf diesen Einrissen verursacht das Mittel ein sehr unangenehmes Brennen. Daher war es nötig, vor Beginn der Formalinbehandlung die Rhagaden zur Heilung zu bringen, eine Forderung, der oft nur schwer Genüge geleistet werden konnte, da die Causa morbi — die übermäßige Schweißabsonderung — weiter wirkte. Außerdem kamen noch andere Umstände in Frage. Der Formalingeruch ruft nicht selten Kopfschmerzen hervor. Des weiteren reizt die Flüssigkeit bei ihrer Verdunstung oft die Schleimhaut der Augen, der Nase sowie der übrigen Luftwege, so daß es sich empfiehlt, die Formalineinpinselung bei offenem Fenster vorzunehmen. Geschieht dies zur Winterszeit, so ist — zumal die Einwirkung der Formalindämpfe auf die Nase sich nicht ganz vermeiden läßt — der Patient leicht einer Erkältung ausgesetzt. Diese Nachteile haben die Verordnung der sonst im weitesten Sinne des Wortes radikalen Methode wesentlich eingeschränkt. Die gleichen Mängel — Reiz auf die Schleimhäute — haften auch nach Fischer dem Formalin-Vasenolpuder an.

Die zeitweilige völlige oder überhaupt gänzliche Ausschaltung der Schweißsekretion, wie sie durch Verwendung reinen Formalins oder hochkonzentrierter Lösungen oder stark formalinhaltiger Präparate hervorgerufen bzw. beabsichtigt wird, kann schließlich nicht ohne Einfluß auf die betreffenden Hautpartien bleiben, ein Nachteil, der deutlich zutage tritt, wenn man bedenkt, daß die mit energisch wirkenden Formalinpräparaten behandelte Haut gegerbt wird. Es muß bei der Behandlung der Hyperidrosis das Bestreben sein, die Schweißsekretion nicht völlig — wenn auch nur vorübergehend — aufzuheben, vielmehr soll danach getrachtet werden, die pathologisch veränderte Schweißabsonderung wieder zur Norm zurückzubringen bzw. der Zersetzung des übermäßig abgesonderten Schweißes Einhalt zu tun.

Diesen Indikationen genügt nach meinen Untersuchungen eine 2 Proz. Formaldehyd enthaltende Salbenkomposition, die unter dem Namen »Vestosol« bekannt ist. Diesem Präparat fehlt vollkommen der stechende Formalingeruch; die Salbe wird, ohne daß die Patienten vorher gebadet haben, auf die Füße an zwei, in extremen Fällen an drei bis vier aufeinanderfolgenden Tagen je ein- bis zweimal eingerieben; hiernach hört die Hyper- und Bromidrosis auf, die Schweißbildung wird zur Norm zurückgebracht. Die Wirkung hält vier bis sechs Wochen vor. Der Vorteil der Vestosolbehandlung gegenüber anderen Methoden liegt in der Einfachheit ihrer Anwendung, in dem Mangel jeglicher Schädigung des Schweißdrüsenepithels, im Fehlen aller unangenehmen Nebenerscheinungen sowie in seiner Wohlfeilheit, indem für jede Behandlung 5—10 g der Salbe genügen.

Gerdeck empfiehlt Behandlung der Füße einschließlich der Zehenzwischenräume mit offizineller Jodtinktur 7—10 Tage lang zweimal täglich, dann ebenso lange einmal täglich, schließlich mit 5 Proz. Jodtinktur, bis vollkommene Härtung der Haut erreicht ist. Das mittlere Drittel der Fußsohle bleibt zur Vermeidung einer Joddermatitis frei. Diese Behandlung soll wirksamer als die mit Formalin sein. Persönliche Erfahrungen hierüber fehlen mir.

Auch protrahiertes Baden der Füße in dem salzhaltigen Meerwasser setzt bisweilen die übermäßige Schweißabsonderung herab.

Es wurde schon erwähnt, daß der Bekleidung bzw. Beschuhung beim Fußschweiß Beachtung zu schenken ist. Aber auch durch Einwirkung auf Strümpfe und Schuhe ist eine in gewissem Sinne indirekte Behandlung der Hyperidrosis pedum angestrebt worden. Zu diesem Zweck tränkte man die Strümpfe mit einer 3proz. Borsäurelösung oder mit 5—10proz. Formalinlösung und ließ die Strümpfe alsdann trocknen. Einfacher ist es, gleichzeitig zur Beseitigung des unangenehmen Geruches in die Strümpfe und Schuhe den oben erwähnten Transpirolpuder einzustreuen.

Bei der Behandlung der an anderen Körperstellen auftretenden Hyperidrosis haben im allgemeinen analoge, nur mildere

Maßnahmen Platz zu greifen. Die Achselhöhlen müssen häufig mit Seifenwasser und — weniger häufig — mit adstringierenden alkoholischen Flüssigkeiten von nicht zu starker Konzentration gewaschen werden, da sonst eine Hautentzündung hervorgerufen wird. Weniger irritierend wirken Waschungen mit Essigwasser (1:3) oder verdünntem Toiletteessig. Um die hier leicht auftretenden Ekzeme und im Anschluß daran sich bildenden (NB. Schweißdrüsen-) Furunkel zu verhüten, legt man in Puder, eventuell Salizylstreupulver, getauchte Wattebäusche in die Achselhöhlen. Des praktischen Interesses halber sei noch auf die Schädlichkeit der vielfach in die Achseln der Damenkleider eingenähten Schweißblätter hingewiesen. Der an ihre Außenseite genähte impermeable Gummistoff hindert das Eindringen des Schweißes in die Kleidungsstücke und schützt diese somit vor der Durchfeuchtung und deren Folgen, beschränkt aber andererseits die Verdunstung des Schweißes und begünstigt somit dessen Zersetzung und die hieraus resultierenden Ekzeme. Die Schädlichkeit der schwer aus dem Inventarium unserer Damenwelt zu bannenden Schweißblätter wird einigermaßen ausgeglichen durch häufige Erneuerung der in die Achseln gelegten Wattebäusche. In exzessiven Fällen ist die Vestosolbehandlung auch bei Achselschweißen in Anwendung zu bringen.

Die Hyperidrosis der Hände stellt bekanntlich ein überaus lästiges Leiden dar. Die Hände fühlen sich stets kalt, feucht und klebrig an. Behufs Besserung oder Beseitigung dieses Zustandes ist das Tragen von engen Glacéhandschuhen zu verbieten; sie sind durch bequeme Stoffhandschuhe oder sogenannte schwedische Handschuhe zu ersetzen. Von der Anwendung des reinen Formalins ist bei Handschweißen wohl fast immer abzusehen; ebensowenig können Puder hier zur Verwendung kommen; dagegen ist die Anwendung des Vestosols auch bei Handschweißen von Vorteil. Genügen diese Maßnahmen nicht, so erscheint, wenn es sich um übermäßige Grade handelt, die Röntgenbehandlung gerechtfertigt, die auch dann bei der Hyperidrosis axillae angezeigt ist, wenn das Leiden, sehr stark ausgeprägt, mit rezidivierenden Ekzemen und der bereits erwähnten, im Anschluß daran auftretenden Furunkulose kompliziert ist.

Die Röntgenstrahlen wirken bekanntlich besonders auf Epithelien ein, so auch auf die der Schweißdrüsen, daher ihre Anwendung bei der Bekämpfung der Hyperidrosis der Füße, Achseln und Hände. Man verwendet, da es sich um tiefer gelegene Anhangsgebilde der Haut handelt — bei der Fußsohle liegen die Schweißdrüsen am tiefsten —, gefilterte Strahlen (1—3 mm. Al. F.).

Die Dosierung muß sich stets unter der Erythemdosis halten, etwa $^1/_2$—$^2/_3$, E. D., da nicht eine vollständige Ausschaltung, sondern nur eine Einschränkung der übermäßigen Schweißabsonderung angestrebt werden soll. Sollte diese Dosierung nicht ausreichen, so kann man nach 3—4 Wochen, je nach der Härte der Strahlung, nochmals dieselbe Dosis verabfolgen; doch wird sich das meist erübrigen. Ein etwa nach Monaten wieder stärkeres Auftreten der Schweißabsonderung bedeutet keinen Mißerfolg dieser Therapie, da wir ja, wie erwähnt, keine völlige Verödung, sondern nur die herabgesetzte Tätigkeit der Schweißdrüsenepithelien anstreben. Wir werden beim Rezidiv die Bestrahlung wiederholen. Es empfiehlt sich, die Patienten auf die Möglichkeit solcher Rückfälle aufmerksam zu machen. Jedenfalls ist die Röntgentherapie die angenehmste und sauberste Methode der Hyperidrosisbehandlung, und wenn erst die Mängel und Gefahren, die heute noch — glücklicherweise in wesentlich geringerem Grade als früher — der Röntgenbehandlung anhaften, behoben sein werden, wird man die Strahlentherapie der Hyperidrosis als Methode der Wahl bezeichnen können.

Zur vorübergehenden Entfernung des Schweißes aus dem Gesicht benutzt man japanisches Toilettepapier oder das Puderpapier, das nicht nur den Schweiß in sich aufnimmt, sondern bei seiner Anwendung auf dem Gesicht etwas Puder haften läßt.

Die Hyperidrosis in der Genital- und Analgegend gehört nicht zur Kosmetik. Die übermäßige Schweißabsonderung der behaarten Kopfhaut kann palliativ durch spirituöse und Essig enthaltende Einreibungen bekämpft werden — vorausgesetzt, daß diese nicht kontraindiziert sind (siehe Kapitel VI).

Nur selten wird man Veranlassung haben, gegen eine lokalisierte Hyperidrosis ein inneres Mittel, in erster Reihe Atropin, zu verordnen. Das dürfte wohl nur dann in Frage kommen, wenn es sich darum handelt, aus irgendeinem Grunde für einige Stunden die Hyperidrosis hintanzuhalten. Nur müssen Sie die Patienten auf eine etwa auftretende — allerdings nur kurze Zeit dauernde — Sehstörung aufmerksam machen. Bei Agarizingebrauch stellt sich diese Unannehmlichkeit nicht ein.

Ist im gegebenen Falle die Beseitigung der Bromidrosis wichtiger als die der Hyperidrosis, so verordnen wir Transpirolcrême oder -puder. Die beiden Präparate werden auf die betreffenden Hautstellen entweder einzeln oder in stark ausgeprägten Fällen erst der Crême und darauf der Puder aufgetragen. Bei Bromidrosis axillae ist außerdem Einpuderung der Achselpartie des Hemdes und der anliegenden Kleidung zweckmäßig. Die Wirkung ist meist eklatant, und da ich bei einer großen Reihe von Fällen, in denen ich den Transpirolcrême und den -puder verordnete, niemals eine schädigende Wirkung auf die Haut beobachtete, so kann ich beide Präparate als Mittel, welche den unangenehmen Schweißgeruch aufheben, empfehlen.

Wie die Schweißsekretionsanomalien nur teilweise den Kosmetiker beschäftigen, so gehören auch nur die leichteren Formen der durch Frost bedingten Hautveränderungen zur Kosmetik. Wir haben uns nur mit dem Frosterythem und den Pernionen zu beschäftigen, während die schweren durch Frost bedingten Veränderungen eine rein dermatologische bzw. chirurgische Behandlung erheischen.

Den ersten Grad der Erfrierung stellt das Frosterythem dar, das sich, wie alle Frosterscheinungen, hauptsächlich an den der Kälte direkt ausgesetzten Stellen zeigt, des weiteren aber auch da, wo die Zirkulationsverhältnisse ungünstig sind. Besonders tritt der Frost bei chlorotischen Personen auf, ferner auch bei Individuen, die infolge ihrer Beschäftigung gezwungen sind, die Hände der Einwirkung häufigen Temperaturwechsels auszusetzen. Das Frosterythem, bei dem die betroffene Hautpartie mehr oder weniger starke Schwellung sowie rote bis dunkelrote Verfärbung zeigt, ist infolge Juckens und Brennens lästig; es kann sich spontan oder durch Behandlung zurückbilden, bisweilen bleiben aber Gefäßlähmungen in den betroffenen Gebieten zurück, die bei Beginn der kälteren Jahreszeit blau erscheinende Flecken zutage treten lassen. Aus dem einfachen Frosterythem können sich die Frostbeulen, Perniones, entwickeln, dicke rotblaue Infiltrate und Knoten, die stark jucken und brennen, Erscheinungen, die besonders in der Wärme stärker hervortreten. Eine unangenehme Erscheinung stellt das gleichzeitige Bestehen von Frost und Hühneraugen dar. Da bei zu Frost disponierten Personen die Erscheinungen des Leidens bereits im Herbst ihre ersten Anfänge zeigen, zu einer Zeit, wo das Thermometer noch einige Grad über Null aufweist, muß hier die Prophylaxe einsetzen. In dieser Jahreszeit müssen solche Personen bereits warme, am besten wildlederne, Handschuhe und wollene Stümpfe tragen, Glacéhandschuhe müssen ebenso wie zu enge Handschuhe überhaupt und zu enge Stiefel vermieden werden. Damen sollen angewiesen werden, keine eng anliegenden Schleier zu benutzen, da hierdurch Zirkulationsstörungen in der Nasenhaut und ebenso am Kinn hervorgerufen werden können. Ferner ist stets von solchen Personen bei eingetretener Kälte, soweit wie möglich, plötzlicher Temperaturwechsel zu meiden. Beim Eintreten aus der kalten Luft in das warme Zimmer sollen, um einer Gefäßlähmung vorzubeugen, die Hände, Ohren und, falls angängig, auch die Füße frottiert und nicht direkt der Ofenhitze ausgesetzt werden; die Fußbekleidung muß, wenn möglich, gewechselt werden.

Bei aufgetretenem Frosterythem sind Waschungen mit adstringierenden Mitteln, besonders Alkohol, Franzbranntwein, Kampferspiritus, anzuraten. Die Hände sollen mit so heißem Wasser, wie es nur irgend vertragen wird, gewaschen werden. Heiße Bäder von Nußblätterabkochungen sind sowohl für die Hände wie für die Füße empfehlenswert, außerdem können hydropathische Umschläge von essigsaurer Tonerde (ein Eßlöffel auf $^1/_2$ Liter Wasser) oder Borsäure (3proz.), Bleiwasser, Lösungen von Alaun (2—5proz.) oder Zincum sulfuricum (1—2proz.) oder Borax (2proz.) verordnet werden. Von Salben erfreuen sich von alters her die Blei- und Kampfersalbe eines Rufes bei Frost. Außerdem hat sich 10proz, Bromokollresorbin als vorteilhaft erwiesen; ferner sind Einreibungen mit Ichthyol, Thigenol oder Thiolum liquidum entweder als Salbe oder als spirituöse Lösung in starker Konzentration oder auch unverdünnt zu empfehlen.

Im allgemeinen wird durch die genannten Mittel Linderung und nicht selten Heilung des Frosterythems erzielt, so daß es nicht zur Ausbildung von Frostbeulen kommt. Haben sich diese erst einmal eingestellt, so ist die Prognose weniger günstig.

Die große Zahl der therapeutisch gegen Frostbeulen empfohlenen Mittel spricht für ihre nicht immer prompte Wirkung. Mit Vorliebe werden verschiedene Mineralsäuren in genügender Verdünnung verordnet, ferner Tannin, Borax, Alaun, Kampfer, Terpentinöl, Teer, Ichthyol, und seine Ersatzpräparate und dann, als konstant wiederkehrend, Kollodium und Jod. Mit Collodium elasticum erreicht man bisweilen an den Händen bei richtiger Anwendung ganz gute Resultate, die durch Kompression der erweiterten Gefäße bedingt sind. Man muß die Finger zuerst möglichst blutleer machen und dann komprimieren. Zu diesem Zweck läßt man den Arm kurze Zeit suspendieren, bis die Hand möglichst weiß ist; dann wird das Kollodium zentripetal, longitudinal, nicht zirkulär, auf die betreffenden Finger aufgepinselt. Das Verfahren wird mehrere Abende wiederholt. Statt dessen kann auch ein Druckverband mit Zinkoxydpflastermull oder Bleipflastermull oder Leukoplast in anologer Weise angelegt werden.

Die Jodtinktur wird entweder allein oder mit Tinctura Gallarum āā aufgepinselt oder kommt in der Stärke von 10—20 Proz. mit

Kollodium in der vorher geschilderten Weise zur Anwendung. Ichthyol, Thigenol und Thiol. liquidum werden als 20—50proz. Kollodium oder 50proz. Salbe oder in noch stärkerer Konzentration, eventuell rein, verordnet.

Salpetersäure wird in 20proz. wässeriger Lösung zweimal täglich auf die Frostbeulen aufgepinselt, darüber kommt eine indifferente Salbe. Von neueren Präparaten ist das Tannobromin hervorzuheben, dessen bereits bei der Behandlung des Haarausfalls Erwähnung getan wurde. Es wird am besten als Frostinbalsam (s. u.) benutzt. Erfolgreich hat sich auch die von Binz angegebene Chlorkalksalbe (s. u,) erwiesen, deren Anwendung nur insofern unbequem ist, als die befallenen Stellen abends fünf Minuten lang mit der Salbe energisch massiert werden sollen. Meist genügt aber schon eine weniger lange dauernde, allerdings energische, Einreibung dieser Salbe; sie darf nur immer in kleinen Mengen verschrieben werden, da sich leicht eine Zersetzung des Chlorkalks einstellt, und die Salbe alsdann — sobald der stechende Chlorgeruch fehlt — unwirksam ist.

Da die Frostbeulen der Therapie, wie erwähnt, häufig hartnäckigen Widerstand entgegensetzen, so seien hier noch einige Rezepte angeführt, von denen sich im gegebenen Falle das eine wird nützlich erweisen können, wenn die anderen versagen.

Rp. Camphor. trit. 3,0
Lanolin. 27,0
M. f. ungt. S. 2—3mal täglich auf die Frostbeulen einzureiben.

Rp. Alumin.
Tannin. āā 10,0
Boracis 15,0
Talci. venet. 50,0
Ol. aeth. cort. aurant. gtt. XXV
M. f. pulv. S. Äußerlich (bei Frosterythem). (Nach Paschkis.)

Rp. Alumin.
Natr. biboracic. āā 2,5
Tinct. Benzoës 10,0
Aq. dest. ad 100,0
M.D.S. Äußerlich. Zur Einreibung oder als hydropathischer Umschlag (bei Frosterythem).

Rp. Ichthyol.
oder {Thigenol. / Thiol. liquid.}
Aq. dest.
Glycerin.
Zinci oxydat.
Talci venet. āā 10,0
M.D.S. Zur Einpinselung (bei Frosterythem und Pernionen).

Rp. Camphor. trit. 3,0
Lanolin.
Vaselin. flav. āā 15,0
Acid. hydrochlor. pur 2,0
M. f. ungt.
(Carrié.)

Rp. Balsam. Peruvian. 5,0
Mixtur. oleosobalsamic.
Aq. Coloniens. āā 30,0
M.D.S. Äußerlich (auf die Frostbeulen einzureiben).
(Rust.)

Rp. Empyroform. 2,5—5,0—10,0
Chloroform
Tinct. Benzoës āā q. s. ad 50,0
M.D.S. Äußerlich, zur Einpinselung. (In schwächerer Konzentration bei Frosterythemen, in stärkerer bei Frostbeulen.)

Rp. Bromocoll. 1,0
Resorbin. 9,0
M. f. ungt. S. Frostinsalbe, bei Frosterythem und Frostbeulen.

Rp. Calcar. chlorat. 1,0
Ung. Paraffin. 9,0
M. f. ungt. (siehe oben).
(Binz.)

Rp. Ichthyol.
Resorcin.
Tannin. āā 2,0
Aq. dest. 10,0
M.D.S. Äußerlich, bei Frostbeulen abends aufzupinseln.
(Boeckh.)

Rp. Granugenol. 10,0
Ol. terebinth. 2,0
Zinc. oxydat. 12,0
M.D.S. Granugenolfrostsalbe.

Rp. Anthrasol. 2,5—5,0—10,0
Tinct. Benzoës 5,0
Spirit. ad 50,0
M.D.S. wie das vorige.

Rp. Tannobromin. 2,0
Collod. (4proz.) 20,0
Tinct. Benzoës 1,0
Alcohol. 2,0
M.D. cum penicillio in vitro. S. Frostinbalsam, bei Pernionen morgens und abends einzupinseln.

Rp. Acid. carbol. liquef. 0,25
Calcar. chlorat. 1,0
Ung. Paraffin. ad 10,0
M.D.S. Modifizierte Binzsche Chlorkalksalbe

Rp. Resorcin. 2,0
Mucilag. Gummi arabic.
Aq. dest. āā 5,0
Talc. venet. 1,0
M.D.S. Äußerlich, wie das vorige.
(Boeckh.)

Rp. p-Monochlorphenol. 0,2—1,0
Vaselin flav.
Lanolin. ad 10,0
oder Glycerin.
oder Alcohol. ad 10,0
M.D.S. Äußerlich. (In schwächerer Konzentration bei Frosterythemen, in stärkerer bei Frostbeulen. (Blunk.)

In manchen Fällen hat sich auch die Galvanisierung der vom Frost befallenen Stellen nützlich erwiesen. Die Nase, für die dieses Verfahren besonders in Frage kommt, wird zweimal wöchentlich behandelt; auf jede Nasenseite wird eine mit Salzwasser befeuchtete, entsprechend geformte, Elektrode aufgelegt. Die Stromdauer ist fünf Minuten, darauf wird der Strom gewendet, und dann nochmals fünf Minuten angewandt; Stromstärke 3—5 M.-Amp.

Daß auch die neueren Errungenschaften der Therapie — Biersche Stauung, Röntgenstrahlen und Höhensonne — gegen Frost in Anwendung gezogen werden, darf bei einem so hartnäckigen Leiden nicht wundernehmen. Bei Personen, die an regelmaßig wiederkehrendem Frost an den Fingern leiden, soll, um prophylaktisch zu wirken, mit der Stauung bereits gegen Ende des Sommers begonnen werden. Die Stauungsbinde wird am Oberarm zuerst täglich ein bis zwei, später bis sechs Stunden angelegt. Auf diese Weise wird eine bessere Ernährung der abhängigen Stellen zu erreichen gesucht. Durch die Anwendung der Röntgenstrahlen sollen die Schwellung und das Jucken der von Frost befallenen Partien nachlassen. Gegen das lästige Jucken ist ein Versuch mit der Höhensonne, Quecksilberquarzlicht- oder Uviollampe angezeigt. Ich selbst konnte in einigen hartnäckigen Fällen, in denen die übrige Therapie versagt hatte, gute Erfolge mit Hochfrequenzbehandlung, die jetzt bequem mit dem Radiolux auszuführen ist, erzielen. Daß die jetzt so vielfach angewandte Kalktherapie auch gegen Frost empfohlen wurde, sei der Vollständigkeit halber mitgeteilt.

Ist der Erfolg der verschiedenen angegebenen Behandlungsarten kein vollständiger, so muß man, soweit wie möglich, die durch Frost hervorgerufene Entstellung zu kaschieren suchen; zu diesem Zweck kommen entsprechende Puder und Schminken zur Verwendung. Sie finden auch da Anwendung, wo aus irgendeinem Grunde, z. B. Furcht vor Rezidiven, von den Patienten die radikale Entfernung von Abnormitäten der Haut abgelehnt wird. Hierzu gehören die Pigmentanomalien, häßliche Narben, Gefäßerweiterungen und -neubildungen und ähnliche Schönheitsfehler; ferner der Lupus, wenn von der radikalen Beseitigung desselben Abstand genommen wird.

Die Zusammensetzung der Schminken und Puder richtet sich sowohl nach dem Kolorit der Haut im allgemeinen (ob die Haut zart und durchsichtig, oder ob sie derb ist, ob sie hell oder mehr dunkel ist), als auch nach dem jedesmaligen Zweck, zu welchem die verdeckende Substanz zur Verwendung kommen soll, ob im Winter oder Sommer, ob bei Tage oder Abends, im Zimmer oder auf der Straße, ob bei natürlichem (Tages-) Licht oder bei künstlicher Beleuchtung (Gas oder elektrisches Licht).

Im allgemeinen wird hierbei ein gewöhnlicher Toilettepuder allein nicht zur Verwendung kommen können, da eine genügend dicke Schicht Puder nicht aufgetragen werden kann. Dementsprechend müssen sogenannte Schminkpuder verordnet werden, die Talkum und einen beträchtlichen Gehalt an Reismehl und demnach eine größere Haftbarkeit besitzen. Es muß den Patienten stets gesagt werden, daß ein jeder, noch so unschädlicher Puder, lange Zeit und viel angewandt, auf die Haut einen ungünstigen Einfluß ausübt. Der Puder darf also immer nur vorübergehend verwendet werden; ebenso verhält es sich mit den Schminken, nur daß deren Schädlichkeit schneller hervortritt.

Wir unterscheiden nach ihrem Ursprung zwei verschiedene

Arten von Pudern, nämlich **vegetablische** und **mineralische**. Zu den ersteren gehören Amylum tritici, Weizenmehl, ein feines, bläulichweißes Pulver, Amylum oryzae, Reismehl, Poudre de riz, das eine rein weiße Farbe besitzt; auch Amylum solani, Kartoffelmehl, hat eine weißliche Farbe. Einen mehr gelben Farbenton besitzt das Mehl der Saubohne, Vicia faba (ein verhältnismäßig grobes Pulver), und das Lycopodium, Bärlapp. Das Veilchenwurzelpulver, Pulvis rhizomatis iridis Florentinae, wird nur als wohlriechender Zusatz zu andern Pulvern verwendet. Die vegetabilischen Pulver dienen als absorbierende Puder, ihr Vorteil ist, daß sie Feuchtigkeit in größerem Maße in sich aufnehmen, ihr Nachteil, daß sie bei der Verbindung mit Flüssigkeit zu einer klebrigen Kleistermasse werden, die sich eventuell zu kleinen Klumpen zusammenballt, einen säuerlichen Geruch verbreitet und die Haut reizt.

Besitzen die vegetabilischen Pulver mehr eine absorbierende Eigenschaft und weniger eine deckende, so kommt die letztere im wesentlichen Maße den mineralischen Pudern zu. Ich erwähne als die gebräuchlichsten Talcum venetum, Magnesia silicica, Specksteinpulver, ein feines, weißes, glänzendes, sich fettig anfühlendes Pulver; Zinkoxyd ist weiß, aber stumpfer als Talkum. Magnesia carbonica ist ein weißes, spezifisch leichtes Pulver, das neben der Eigenschaft des Deckpuders den Vorteil hat, auch stark absorbierend zu wirken. Auf die übrigen zu Schminken und Pudern gebräuchlichen Substanzen einzugehen, würde hier zu weit führen.

Als einfacher weißer Schminkpuder ist folgender „**Grundpuder**“ anzusehen.

Rp. Zinci oxydati
Magnesiae carbonicae ää 10,0
Talci veneti 20,0
Amyli oryzae 60,0
M. exactissime f. pulvis. D.S. Grundpuder.

Um die fahle Farbe dieses nur selten benutzten weißen Puders zu mindern, muß man geringe Mengen von Farbstoffen hinzufügen.

Einen sogenannten hautfarbenen Puder stellt **Unnas** Pulvis cuticolor dar:

Rp. Zinc. oxydat.
Bol. rubr. ää 2,0
Magnes. carbon.
Bol. alb. ää 3,0
Amyl. oryz. 10,0

Der Ausdruck „hautfarbener Puder“ ist aber meiner Meinung nach nicht aufrecht zu erhalten, da eine jede Haut eine verschiedene Farbe besitzt. Dementsprechend müßte nun auch, was ich noch besonders betonen möchte, der Puder nicht nur in verschiedenen Farben, sondern auch in verschiedenen Farbtönen hergestellt und vorrätig gehalten werden. Für eine Dame mit hellem Teint muß der Puder heller gefärbt sein, als für eine Dame mit dunklerem Teint. Zur Färbung selbst kommt in Anwendung entweder ein roter oder gelber Farbstoff, oder aber besser noch die Mischung von beiden. Als rote Farbe wird hier wesentlich Karmin oder Eosin verwendet. Außerdem ist für diese Zwecke noch die zu wenig gebrauchte Bolus rubra zu benutzen. Ich möchte darauf hinweisen, daß Bolus rubra ebenso wie die schon erwähnten Erden (Seite 85) vor ihrer Verarbeitung sterilisiert werden sollen, da sonst die Gefahr besteht, daß in ihnen enthaltene virulente Bakterien — in erster Reihe der Tetanusbazillus — Schaden stiften könnten. Vom Karmin, das bekanntlich in einer kleinen Menge Ammoniakflüssigkeit gelöst wird, genügt zur Erzielung einer hellen Farbe ein Zusatz von 0,5—1,0 : 1000,0 vom Eosin entspricht eine Konzentration von 1 : 500, der des Karmins von 1 : 2000. Die Anwendung des Eosins beim Puder empfiehlt sich besonders für Abendbeleuchtung.

Um ungefähr denselben Farbton durch Benutzung von Bolus rubra zu erhalten, sind hiervon 3 Proz. erforderlich. Diese Puder haben alle einen ziemlich hellen Farbton.

Um für brünette Damen einen dunkleren Puder herzustellen, nehmen wir eine stärkere Konzentration der roten Farbe. Da der Farbton aber alsdann unnatürlich rot werden würde, setzen wir etwas Braun hinzu, und zwar Terra di Siena oder Goldocker, die beide ziemlich gleichmäßig zusammengesetzt sind, nur enthält letzterer Mangan. Ein Zusatz von 5 Proz. hiervon und 0,5 Prom. Karmin zum Puder ergibt einen ganz guten Farbton für eine dunklere Haut.

Haben Sie nun diese verschieden zusammengesetzten Puder zur Verfügung, so genügen diese doch durchaus nicht allen Anforderungen, die an einen Toilettepuder zu stellen sind. Es muß auch bei der Anwendung eines Puders unterschieden werden, ob er für eine fette oder trockene Haut benutzt werden soll, wobei immer aber wieder betont werden muß, daß die regelmäßige Anwendung des Puders eigentlich immer schädlich ist. Die eben angegebenen Zusammensetzungen werden ihren Zweck erfüllen bei einer fetten Haut, auf der sie ohne weiteres haften. Ist die Haut aber sehr trocken, so muß für die Damen, die nicht Fett unterlegen wollen, ein Fett hinzugefügt werden, entweder Walrat, Kakaobutter, oder am einfachsten 1—2 Proz. Lanolinum anhydricum. Trotz dieses Fettzusatzes gibt der Puder kein unangenehmes klebriges Gefühl. Auch diese Puder sind noch nicht als Toilettepuder anzusehen, da ihnen das Parfüm fehlt. Als Zusatz von Parfüms kommen die verschiedensten Mischungen desselben in Frage. Eine nicht so aufdringliche, aber deutliche Parfümierung erzielt man u. a. durch

Ol. Ros.	gtts. II
Tinct. Vanillae	gtts. X
Spirit. Resedae	gtts. XX

auf 100 g Puder, oder aber man nimmt am einfachsten von dem Schimmelschen Parfüm für Poudre de riz ungefähr 8—10 Tropfen auf 100 g Pudermischung. Auf sonstige andere Parfüms für Pudermischungen einzugehen, würde hier zu weit führen.

Sie sehen also, daß auch bei der Zubereitung sowie Anwendung eines kosmetischen Präparates, wie eines Puders, nicht schematisch vorgegangen werden soll, daß man vielmehr hier auch individualisieren muß, d. h. es soll dem Zustand der Haut — ob sie trocken oder fett ist — Rechnung getragen werden, ferner auch dem Umstande, ob der Puder am Tage oder am Abend, ob er auf der Straße oder im Zimmer Anwendung finden soll; am Tage und auf der Straße muß der Puder eine dunklere Nuance haben, als wenn er abends oder im Zimmer benutzt wird.

Als rote Fettschminke, in der statt Karmin Karthamin, ein in den Blüten von Carthamus tinctorius vorkommendes Pigment, enthalten ist, sei angeführt:

Rp. Carthamini 0,5
Talci veneti alcoholisati 4,5
Spermaceti 5,0
Olei amygdalarum dulcium 10,0
S. Rote Fettschminke.

Diese Schminke ist nur eine begrenzte Zeit haltbar, da sich das Süßmandelöl leicht zersetzt; um diesem Übelstande abzuhelfen, kann es durch Paraffinum liquidum ersetzt werden.

Eine Angabe über Zusammensetzungen der schon mehrfach erwähnten Lanolincrême möge hier noch Platz finden.

Rp. Lanolini anhydrici 12,0
Vaselini flavi 4,0
{Olei rosae gutt. dimid.
Tinctur. Vanilli gutt. V
Spiritus resedae gutt. X}
oder {Olei citri gutt. I
Olei bergamott. gutt. III
Spiritus resedae gutt. VIII}
M.D.S. Lanolincrême.

oder Rp. Lanolini anhydrici 9,0
Adipis benzoinati 3,0
M.D.S. Lanolincrême.

oder Rp. Lanolini 9,0
Olei amygdalarum
Olei Cacao āā 0,5
Acidi benzoici 0,1
M.D.S. Lanolincrême.

Will man einen Crême von ganz weicher Konsistenz haben, so nimmt man gleiche Teile von Lanolinum anhydricum und dem entsprechenden Fett.

Das Schminken selbst wird in folgender Weise vorgenommen. Die Gesichtshaut wird mit einer dünnen gleichmäßigen Schicht von Unguent. leniens oder Lanolincrême, mit Adeps benzoinatus hergestellt, oder mit Butyrum Cacao eingefettet. Darauf wird weißer Puder aufgetragen, der Überschuß durch leichtes Abwischen entfernt. Dann wird das Rot in entsprechender Konzentration und Menge (ein- bis zweiprozentiges Karmintalkum) auf die Wangen, und zwar in der Nähe von Nase und Mund, gelegt und von hier aus im Bogen gleichmäßig nach den Ohren zu verstrichen. Die eben geschilderte Prozedur eignet sich speziell für Patientinnen, bei denen das Chloasma und die Epheliden schon eine sehr deutlich ausgesprochene braune Farbe angenommen haben. Die Fettschminken kommen besonders im Winter auf der Straße zur Anwendung, während im Sommer und bei großer Hitze die Schminkpuder zweckmäßig sind.

Bei künstlicher, besonders aber bei heller Beleuchtung und bei bleichem Gesicht legt man nur rote Fettschminke auf die vorher eingefettete Haut, und zwar am besten mittelst des Fingers. Am einfachsten mischt man etwas feinsten Karmins mit Glyzerin. verreibt diese Mischung auf der Wange mit dem Finger und entfernt den Überschuß durch Wischen mit einem feinen Tuch.

Es ist selbstverständlich, daß man bei jedem einzelnen Falle nach der Ausdehnung der Affektion, nach der Intensität der Verfärbung die Zusammensetzung der Puder und der Schminken einrichten muß; allein bei einiger Geschicklichkeit und Erfahrung finden die Patientinnen, wenn man ihnen nur die Anleitung gegeben hat, bald die für sie geeignete Zusammensetzung heraus.

Zu warnen ist beim Gebrauch der Schminken und Puder vor manchen fertigen Präparaten, die, unter hochtönenden Namen in den Handel gebracht, giftige Bestandteile, besonders Blei bei weißen und Zinnober bei roten Schminken und Pudern, enthalten. Augenblickliche, für die betreffende Dame sehr unangenehme Wirkungen können sich beim Gebrauch dieser giftigen Substanzen durch die Verbindung mit Schwefel zeigen. So kann bei einem Aufenthalte auf dem Lande gelegentlich der Benutzung eines Abortes, da sich hier die Hygiene nicht immer bis zu einem Wasserklosett verstiegen hat, eine Verbindung mit dem dort stets mehr oder weniger vorhandenen Schwefelwasserstoff, eine Schwefelbleiverbindung eintreten, infolge deren eine nicht gerade anmutige Dunkelfärbung des Gesichtes sich einstellt. Zu warnen ist ferner, wie oben erwähnt, vor zu häufigem Gebrauch aller, auch ungiftiger, Verschönerungsmittel, da sie, zu oft angewandt, über kurz oder lang auf die Haut einen schädlichen Einfluß ausüben.

Hatten wir soeben Gelegenheit, uns mit Methoden zu beschäftigen, die die Farbe der Haut vorübergehend verändert erscheinen lassen, so müssen wir noch die Färbung eines bestimmten Hautgebildes berücksichtigen, die längere Zeit anhalten soll, die Färbung der Haare. Ich übergehe hier alle die Substanzen, die früher vielfach im Gebrauch waren, deren Schädlichkeit sich aber herausgestellt hat, und die zum Teil, wie das Blei und Kupfer, nach dem Reichsgesetz, betreffend die Verwendung gesundheitsschädlicher Farben bei der Herstellung von Nahrungsmitteln usw. vom 5. Juli 1887, § 3, zur Herstellung kosmetischer Mittel verboten sind; ich will hier nur einige kurze, praktisch wichtige, Ausführungen machen.

Bevor die Färbung am lebenden Haar ausgeführt wird, empfiehlt es sich, eine versuchsweise Färbung an einer Probe des abgeschnittenen Haares vorzunehmen.

Vor jeder Färbung (außer einigen, auf die ich hier nicht eingehen will) muß das Haar durch Waschung mit Seife oder 1—2proz. Sodalösung entfettet werden; erst nachdem es vollkommen trocken geworden, kann die Färbung vorgenommen werden. Die betreffende Flüssigkeit wird mit einer weichen Zahn- oder Nagelbürste auf die einzelnen Haarsträhnen aufgetragen, und zwar von der Spitze nach der Wurzel zu, damit die Farbe auch zwischen die sich dachziegelförmig deckenden Epithelien kommt, eine etwas umständliche Vorschrift, die von den Friseuren im allgemeinen nicht befolgt wird. Ist nach der Färbung das Haar getrocknet, so muß es zur Wiedererlangung seines natürlichen Glanzes eingefettet werden. Da die Färbemittel auch auf der Haut Flecke hinterlassen, empfiehlt es sich, die Stirn mit Glyzerin oder einem indifferenten Fett zu bestreichen, ferner einen am Hals gut schließenden Frisiermantel umzulegen. Der die Färbung Ausführende trägt Handschuhe.

Das färbungsbedürftige Publikum, Damen sowohl wie Herren, sucht — wenigstens was Deutschland betrifft — im allgemeinen nur selten den Dermatologen auf, es wendet sich vielmehr meist an Haarkünstler oder Drogisten. Meine persönliche Erfahrung ist daher nur gering, größer allerdings bezüglich der durch Haarfärbemittel hervorgerufenen Schädlichkeiten, da die Leute wegen der durch ein Haarfärbemittel bedingten Dermatitis den Dermatologen öfters aufsuchen. Wenn nicht ganz besondere Fälle vorliegen, rate ich im allgemeinen meinen Klienten von der Haarfärbung ab, da ein nur einigermaßen geübtes Auge auch bei der technisch noch so gut ausgeführten Färbung das Kunstprodukt erkennt. So fällt bei der Blondfärbung dunkler Haare dem Kenner sofort auf, daß die Augenbrauen und Wimpern ein von dem Kopfhaar abstechendes Aussehen haben. Verlangen aber dennoch unsere Klienten von uns ein Haarfärbemittel, so ist für Blondfärbung, die jetzt bei weitem nicht mehr so modern ist wie vor einigen Jahren, das Einreiben des Haares mit einer 10—20proz. Waserstoffsuperoxydlösung anzuraten, je nachdem das Haar ursprünglich heller oder dunkler ist; ferner wird, je nachdem die neue Farbe mehr oder weniger hell sein soll, die Konzentration verschieden gewählt. Daß aber auch die Wasserstoffsuperoxyd enthaltenden Haarfärbemittel nicht immer, wie vielfach geglaubt wird, völlig unschädlich sind, sah ich bei einer Dame, bei der nach langer Anwendung eines solchen Mittels eine recht langwierige Dermatitis des Kopfes mit sehr starkem Defluvium capillitii auftrat, ein Zustand, der um so unangehmer und schwerer zu bekämpfen war, als die Dame aus leicht erklärlichen Gründen nicht mehr auf das Haarfärbemittel verzichten wollte.

Doch wenden wir uns jetzt der Färbung ergrauter Haare zu.

Behufs Braunfärbung befeuchtet man die entfetteten Haare mit einer 5proz. Natriumhydrosulfurat-Lösung und färbt dann mit einer 10—15proz. Kaliumpermanganat-Lösung nach.

Steht man auf dem Standpunkt — der von meiner persönlichen Ansicht abweicht —, daß Pyrogallussäure als Haarfärbemittel erlaubt ist, so geben die folgenden beiden Lösungen, die nacheinander, sobald das Haar nach Anwendung von I getrocknet ist, aufgetragen werden, für die Schwarzfärbung gute Resultate.

Rp.	Acid. pyrogallic.	5,0	Rp.	Argent. nitric.	5,0
	Alcohol. absolut.	12,5		Liq. Ammon. caust.	12,5
	Aq. dest.	50,0		Aq. dest.	50,0
M.D.S.	Äußerlich No. I.		M.D.S.	Äußerlich No. II.	

Allein nach Anwendung der Pyrogallussäure sind nicht selten Hautreizungen und bisweilen auch Intoxikationserscheinungen beobachtet worden. Die Einführung des p-Phenylendiamins als Haarfärbemittel, besonders in Form des unter dem Handelsnamen Aureol bekannten Präparates, schien einen Fortschritt darzustellen, allerdings nur so lange, bis auch hier die unangenehmen Nebenwirkungen sich einstellten. Es dürfte daher wohl der Anschauung Tomasczewskis: „Lösungen, welche Pyrogallussäure oder p-Phenylendiamin enthalten, sind als Färbemittel lebenden menschlichen Haares unbedingt zu verwerfen" beizupflichten sein. Die unangenehmen hautreizenden Eigenschaften des p-Phenylendiamins scheinen nun durch Sulfurierung nach den Untersuchungen Erdmanns und Tomasczewskis gehoben zu sein. Nach den zahlreichen von Tomasczewski ausgeführten Versuchen kann das unter dem Namen Eugatol in den Handel gebrachte Präparat, das in drei verschiedenen Zusammensetzungen die Haare blond, braun und schwarz färbt, als ein hygienisch einwandfreies Haarfärbemittel empfohlen werden. Doch scheinen ihm insofern Mängel anzuhaften, als die Patienten bisweilen darüber klagen, daß die Farbe nicht genügend der natürlichen nahekommt. Diesem Mangel wird durch ein neues Haarfärbemittel, das Primal, das nach den bisherigen Untersuchungen auf die Haut eine Schädlichkeit nicht auszuüben scheint, abgeholfen. Das immer noch beste — älteste — Haarfärbemittel, das während des Krieges kaum erhältlich war und jetzt allerdings sehr teuer ist, bleibt nach wie vor Henna, das auch zweifellos einen günstigen Einfluß auf das Haarwachstum hat.

Bisweilen wird Ihr Rat wegen Umfärbung gefärbter Haare in Anspruch genommen werden. Die Verhältnisse liegen hierbei im allgemeinen so: Eine Dame (bei Herren habe ich das bisher noch nicht erlebt) klagt über eine abnorme Färbung der Haare, die infolge einer Verwechselung der Flaschen durch den Friseur beim Shampoonieren entstanden ist. Diese Angabe entspricht niemals den Tatsachen. Die Klientin, deren Haare nicht weiß waren, wollte vielmehr eine andere Haarfarbe haben — einige Zeit nach ausgeführter Färbung ist ihr dieses Vorhaben wieder leid geworden. Ich kann Ihnen dringend raten, nicht etwa Zweifel an der — bezüglich der Genese der Haarfarbe ersichtlich falschen — Mitteilung zu äußern. Unsere Pflicht ist es, den Klagen unserer Klienten gerecht zu werden, und so versuchen Sie, der in solchen Fällen stets verzweifelten Patientin durch Verordnung eines Haarfärbemittels, das die ursprüngliche Farbe zutage treten läßt, ihre Gemütsruhe wieder zu verschaffen. Sind die Haare ungleichmäßig ergraut, so wird bisweilen eine gleichmäßige, weiße, Haarfarbe gewünscht, es soll das Haar gebleicht werden. Hierzu wird das entfettete und getrocknete Haar mit einer warmen 6%igen Kaliumpermanganatlösung durchfeuchtet; nachdem diese angetrocknet ist, wird das Haar mit einer 10%igen Natriumthiosulfatlösung gewaschen, die unmittelbar vor dem Gebrauch mit etwas Schwefelsäure angesäuert ist. Dies Verfahren muß einige Male wiederholt werden.

Ich möchte jetzt noch auf kosmetische Leiden einiger bestimmter Körperstellen eingehen und wende mich zuerst der Behandlung der rauhen und roten Hände zu. Zur Bekämpfung der unangenehmen Röte der Hände sind zu den verschiedensten Zeiten eine große Reihe von Mitteln empfohlen worden, der beste Beweis dafür, daß sie alle nicht den an sie gestellten Anforderungen genügt haben. Am wichtigsten ist die Prophylaxe; die Hände dürfen nicht exzessiven Temperaturgraden sowohl in der Wärme wie in der Kälte ausgesetzt werden, ebenso ist der jähe Übergang von der Wärme in die Kälte und umgekehrt zu meiden. Derartig disponierte Personen sollen sowohl im Winter als auch im Sommer auf der Straße Handschuhe tragen. Die Handschuhe müssen bequem sein, im Sommer am besten Zwirn- oder seidene, oder dünne schwedische Handschuhe; diese — ebenso wie sogenannte wildlederne Handschuhe — kommen auch im Winter zur Verwendung. Wollene Handschuhe sind im allgemeinen zu vermeiden, da sie die Hände leicht rauh machen. Personen mit rauhen und roten Händen dürfen dieselben nicht zu viel waschen. Das Wasser soll nicht kalt, sondern mäßig warm sein; unmittelbar nach dem Waschen sollen auf die noch feuchten Hände einige Tropfen gut gereinigten Glyzerins gebracht werden, oder die Hände werden etwas — nicht vollkommen — abgetrocknet und dann mit Ung. Glycerini oder Kaloderma eingerieben. Statt dessen können Sie auch eine Lösung von Glyzerin mit gleichen Teilen Aq. rosar. nehmen lassen. Nunmehr werden die Hände völlig abgetrocknet, wobei zu starkes Reiben oder Frottieren zu vermeiden ist.

Die genannten Präparate enthalten kein Fett, sie wirken also nur palliativ. Um ein Fett zu haben, können Sie den von Schleich angegebenen Hautcrême oder das Zinkmattan anwenden lassen. Diese fetthaltigen Präparate haben ebenfalls den Vorteil, sich in die Haut einzureiben zu lassen, ohne das unangenehme Gefühl der Fettigkeit zu hinterlassen; sie können auch nachts für die Hände gebraucht werden; ebenso kommen hier noch andere indifferente Salben in Frage, wie Lanolin, Vaselin und Ung. boricum; es empfiehlt sich nach Auftragung dieser Salben Handschuhe aufziehen zu lassen.

Einzelne kleine Einrisse läßt man mit einem indifferenten Pflaster, wie Zinkoxydpflastermull oder Leukokoplast, bedecken, während für etwas tiefergehende Rhagaden, deren Umgebung infiltriert ist, ein 5proz. Salizylsäureseifentrikoplast angezeigt ist.

Auf die Seife ist besonders Gewicht zu legen. Vor allen Dingen müssen die sogenannten medizinischen Seifen vermieden werden, da sie alle mehr oder weniger hautreizende Substanzen enthalten. Als milde Seifen sind die bei der Behandlung der Asperities faciei (S. 23) angeführten zu empfehlen. Ich warne aber bei den rauhen und roten Händen nicht nur vor den sogenannten medizinischen Seifen, sondern auch hauptsächlich vor den teueren parfümierten Seifen, da diese oft ätherische Öle enthalten, die für eine empfindliche Haut schädlich sind.

Durch eine systematisch fortgesetzte Pflege der Hände erreicht man nach längerer Zeit Besserung, die Haut wird zarter und weicher und verliert oft einen großen Teil der Röte. Um in einem gegebenen Fall die Röte zu kaschieren, läßt man gelben Puder auftragen.

Ist es uns gelungen, die Rauhigkeit und Röte der Hände zu beseitigen, so sind damit noch nicht alle Anforderungen erfüllt, die man, abgesehen von der Form, an eine schöne Hand stellt. Auch das Aussehen der Nägel soll einem ästhetischen Gefühl Genüge leisten. Nicht nur, daß die Partie unter dem freien Nagelrand sauber sein muß, so bedarf auch dieser sowie der Nagelwall und der Nagel selbst einer besonderen Pflege. Der freie Nagelrand darf nicht zu kurz und nicht zu lang sein, dementsprechend muß er von Zeit zu Zeit mit der Schere abgeschnitten werden, und zwar soll die Schnittfläche parallel zu dem vorderen, der Unterfläche fest anhaftenden, Teil des Nagels sein. Wenn es in der letzten Zeit Mode wurde, die Nägel nicht in solcher Weise zu beschneiden, die Nagelfläche vielmehr vorn in Gestalt eines spitzen Winkels auslaufen zu lassen, so ist das Geschmackssache, über die sich nicht streiten läßt. Der Nagel soll so geschnitten sein, daß sein freier Rand gerade mit dem distalen Teil des Fingers abschneidet. Für Ärzte dürfte allerdings diese Forderung nicht zutreffen, dagegen tun Sie, meine Damen und Herren, gut, Ihre Nägel sonst ebenso wie die übrigen Menschen zu pflegen, schon um Nietnägel, von denen leicht eine Infektion ausgehen kann, zu vermeiden. Um den Nagelwall möglichst wenig sichtbar zu machen, wird die Hand für einige Minuten in warmes Wasser getaucht oder mit Vaselin dick bestrichen, dann wird der Nagelwall mit einem aus Knochen oder Elfenbein bestehenden Nagelreiniger von dem daruntergelegenen Nagel abgehoben und mit einer feinen Schere oder einem Messer abgeschnitten. Der Rest wird mit dem Nagelreiniger rückwärts, beziehungsweise seitlich gedrückt.

Um dem glanzlosen Nagel Glanz zu verleihen, wird er

mittelst eines Lappens aus Leder poliert. Man benutzt als Poliermittel:

Rp. Stanni oxydat.
Pulver. lapid. smirid.
Talc. venet. ää 5,0
Carmin. 0,2
Schimmelsches Puderparfüm gtt. I
M. f. pulv.

Von diesem Pulver wird ein wenig mit Eau de Cologne zu einer dicken Masse verrieben. Wird das Polieren mehrere Tage hintereinander ausgeführt, so erscheint der Nagel schön und glänzend, und nur ganz ausnahmsweise wird man bei völlig stumpfem Aussehen gezwungen sein, den Glanz durch Abreiben mit verdünnter Salzsäure hervorzurufen. Um den Glanz zu erhalten, wird der Nagel täglich oder jeden zweiten Tag mit Lanolincrême abgerieben. Wird der Nagelwall nicht zurückgeschoben und nimmt er infolgedessen eine übermäßige Ausdehnung an, so tritt ein Einreißen und teilweises Abheben der umgebenden Haut ein, es kommt zur Bildung von Nietnägeln. Diese Nietnägel müssen mit einer feinen Schere abgeschnitten werden; der Grund wird mit einem Lapisstift tuschiert und die kleine Wunde mit einem englischen Pflaster verklebt.

Kann es bei mangelhafter Nagelpflege zur Bildung von Nietnägeln und von diesen aus zu einer lokalen (oder auch allgemeinen) Infektion kommen, so tritt dasselbe auch ein, wenn die Nagelpflege zu intensiv oder unzweckmäßig betrieben wird. Das ist nicht selten der Fall bei der Behandlung durch gewerbsmäßige Manikuren beiderlei Geschlechts. Es wird häufiger, als man glaubt, als Folgezustand dieses Vorgehens eine Paronychie hervorgerufen, ein Leiden, das bisweilen ebenso schmerzhaft wie langwierig ist. Es sollten sich daher die Ärzte nicht zu gut dünken, gegebenenfalls unschönen Nägeln ein besseres Aussehen zu verleihen.

Konnten wir vorhin von einem „Aufspringen“ der Hände sprechen, so finden sich dieselben unangenehmen Einrisse auch an den Lippen. Bei diesem Leiden ist bisweilen eine äußere Schädlichkeit ätiologisch verantwortlich zu machen; meist ist es aber individuelle Disposition, die zu dieser unangenehmen Affektion Veranlassung gibt. Bei solchen Personen müssen natürlich alle schädlichen Einflüsse vermieden werden, so sämtliche äußeren Irritamente wie scharfe Speisen, Gewürze, Tabak, konzentrierte Alkoholika. Mit Recht ist auf die Schädlichkeit mancher Mundwässer hingewiesen, die reizende Stoffe enthalten.

Besonders gehören hierzu die ätherischen Öle, die fast in jedem „besseren“, d. h. teueren Mundwasser, und wie ich an dieser Stelle hinzufügen will, auch in vielen Zahnpasten zur Parfümierung enthalten sind. Besonders das für diesen Zweck am meisten verwandte Pfefferminzöl ruft nicht nur an sich zwar leichte, aber für den Träger doch lästige Reizzustände auf der Zunge hervor, es entsteht vielmehr auch ein Ekzem der Lippen, und im Anschluß hieran treten schmerzhafte Einrisse auf. Bisweilen glaubt die hiervon betroffene Person, wie ich es in der Praxis erlebt habe, die Einrisse durch eine antiseptische Behandlung zur Heilung bringen zu können; hierdurch wird natürlich der Zustand verschlimmert. Es ist selbstverständlich, daß in solchen Fällen und überhaupt bei Personen, die zu aufgesprungenen Lippen neigen, alkoholische Mundwässer, die außerdem noch ätherische Öle enthalten, ebenso wie Zahnpasten mit ätherischen Ölen zeitweise oder gänzlich vermieden und durch unschädliche ersetzt werden müssen. Handelt es sich aber um genuin (sit venia verbo) aufgesprungene Lippen, so dürfen solche Personen, ebenso wie die erwähnten, abgesehen von den obengenannten Schädlichkeiten, sich nicht der scharfen oder salzhaltigen Luft aussetzen, ohne vorher die Lippen mit einer der unten angeführten Lippenpomaden eingerieben zu haben.

Des weiteren ist natürlich das „Knabbern“ an den Lippen zu verbieten; ferner muß der Diabetes als kausales Moment ins Auge gefaßt, ebenso bei jungen Mädchen eine etwa bestehende Chlorose behandelt werden. Die Lippenpomaden, für die hier einige Rezepte folgen, werden mehrere Male täglich, besonders vor dem Verlassen der Wohnung, und abends vor dem Schlafengehen aufgetragen.

Rp. Lanolin. anhydric. 9,0
Paraffin. liquid. 1,0
Carmin. 0,05
M.D.S. Zum Einfetten der Lippen.

Rp. Butyr. Cacao 15,0
Paraffin. liquid. 5,0
Ol. ros. gtt. I
Carmin. 0,1
M. Divide in part. aequal. No. IV. F. bacilli.
D. in folio stanneo. S. Lippenpomade.

Rp. Cer. alb. 20,0
Paraffin. liquid. 10,0
Carmin. 0,1
M. Divide in part. aequal. No. VI. F. bacilli.
D. in folio stanneo. S. Lippenpomade.

Eine weiße Lippenpomade erhalten Sie, wenn Sie in diesen Rezepten das Karmin fortlassen.

Ist es zu ausgedehnteren Einrissen gekommen, so empfiehlt

sich, abgesehen von einer Höllensteintuschierung, die Bedeckung mit einem Zinkoxydpflastermull während der Nacht.

Nicht mehr so selten wie früher wird jetzt, meine Herren, Ihre Hilfe behufs Beseitigung von häßlichen Narben in Anspruch genommen. Während solche früher als ein Noli me tangere galten und palliativ hiergegen nur Schminken und Puder empfohlen wurden, geht man jetzt radikaler zu Werke. Immerhin möchte ich betonen, daß Narben als Resultat eines kleinen der Kosmetik dienenden Eingriffes nicht vorkommen sollen, ebenso soll bei Mädchen eine Impfung nicht am Oberarm, sondern an der Wade oder am Oberschenkel vorgenommen werden. Ist nun aber an einer von der Kleidung nicht bedeckten Stelle eine Narbe aufgetreten, so kommt bei flachen, weißen Narben die Tätowierung nach dem oben angegebenen Verfahren in Frage. Bei tieferen Narben wird man zweckmäßig nachher eine Paraffininjektion machen. Ist eine Narbe ziemlich tief und von nicht zu großem Umfange, so empfiehlt sich ihre ovaläre Exzision und darauffolgende Naht mit sehr feiner Seide. Die hierdurch entstehende neue lineäre Narbe ist dann viel feiner als die ursprüngliche, und dementsprechend kann meist das kosmetische Resultat als befriedigend angesprochen werden.

In das Gebiet der Narbenbildung gehören auch die Keloide, die in das Bereich der Kosmetik fallen, wenn sie an unbedeckten Körperstellen (am Hals und auf Impfnarben am Oberarm) ihren Sitz haben. Bei Behandlung von Narbenkeloiden oder auch spontanen Keloiden muß man sehr vorsichtig sein; allerdings darf der früher aufgestellte Satz, daß ein Keloid stets nach der Exzision rezidiviert, nicht mehr als richtig angesehen werden; gelingt es doch — allerdings nur bisweilen —, ein Keloid durch ovaläre Exzision mit darauffolgender Naht völlig zu beseitigen. Ist diese Operation jedoch von einem Mißerfolg begleitet, oder wurde dieser Eingriff von vornherein abgelehnt, so kommt die Elektrolyse mit stärkeren Nadeln in Frage. Die Resultate, die ich persönlich mit diesem Verfahren erzielte, sind nicht gerade sehr ermutigend, so daß ich zu dieser Methode nur ausnahmsweise raten möchte. Auch die multiple Skarifikation läßt oft im Stich, immerhin ist ein Versuch hiermit nicht ganz von der Hand zu weisen. Es ist dann noch die konsequente Applikation von Karbolquecksilberpflastermull empfohlen worden, und in der Tat kann hin und wieder einmal, falls die Patienten die nötige Ausdauer haben, ein Weichwerden, Verkleinerung und völliges Schwinden des Keloids beobachtet werden. Als Vorbereitung für diese Pflasterapplikation kommt dann noch die platte Abtragung des Keloids nach vorheriger Vereisung durch Chloräthyl in Frage.

Von neueren Methoden verdient außerdem die Behandlung mit Thiosinamin bzw. Fibrolysin Erwähnung. Die Injektionen dieser Präparate haben, wie berichtet wird, ein Schwinden des Keloids bewirkt. Das in sterilisierten Ampullen zu 2,3 vorrätige Fibrolysin, welches das Thiosinamin ziemlich verdrängt hat, wird jeden dritten oder zweiten Tag subkutan, bzw. intramuskulär, injiziert. Auch kann das Mittel in Form eines Fibrolysinpflastermulls versucht werden.

Dann käme noch die Applikation der Dampfdusche mit nachfolgender Massage in Frage, ferner nach Kirchberg die Anwendung der Saugglocke mit daran anschließender Massage.

Persönlich konnte ich Schwinden des Keloids durch Radium sowie Mesothorium erzielen, doch möchte ich diese Methode nicht mehr so vorbehaltlos wie früher empfehlen, da die — meist später — auftretenden Nebenwirkungen das Resultat ungünstig beeinflussen. An Stelle des Keloids finden wir oft eine depigmentierte, etwas atrophische, mit Teleangiektasien besetzte Stelle, deren übermäßig pigmentierte Umgebung ein unschönes Aussehen darbietet, so daß der kosmetische Erfolg dieser Behandlung illusorisch wird. Es ist daher zu begrüßen, daß Unna die Pepsinbehandlung der Keloide angegeben hat; es werden lange Zeit fortgesetzte hydropathische Umschläge mit einer 1—10%igen Pepsinlösung gemacht, die einen Zusatz von entweder 3% Borsäure oder 1% Salzsäure erhält; statt dessen kann auch ein Pepsinborsäurepflastermull benutzt werden.

Ein recht unangenehmes, in das Gebiet der Kosmetik fallendes Leiden, das ebenso wie die Hirsuties nur für Damen von praktischem Interesse ist, repräsentiert sich uns im Lichen pilaris, der Keratosis pilaris, in der reibeisenartigen Rauhigkeit der Haut, besonders der Streckseite der Oberarme. Vom praktischen Standpunkt aus weniger wichtig ist es, daß diese Affektion sich auch auf den Nates sowie auf der vorderen und äußeren Fläche der Oberschenkel, ferner an den Waden, mit Ausnahme der vorderen Partie, vorfindet. Die befallenen Stellen sehen aus, als ob sie sich permanent im Zustand der Gänsehaut befänden. Es handelt sich hier um die Anhäufung verhornter Epidermiszellen an den Follikelmündungen, unter welchen sich ein zusammengerolltes Lanugohaar befindet. Die Farbe der Knötchen variiert in den verschiedensten Tönen, zwischen weiß bis rot, Keratosis pilaris alba und Keratosis pilaris rubra. Allein die abnorme Färbung beschränkt sich nicht nur auf die Knötchen, sondern geht bisweilen auch auf die umgebende Haut über, so daß diese in ausgesprochenen Fällen ein unangenehmes Rot aufweist, und gerade dieses Aussehen läßt die Beseitigung des Übels oft als wünschenswert erscheinen, ein Wunsch, dessen Erfüllung häufig auf recht hartnäckigen Widerstand bei der Behandlung stößt, so daß die Prognose quoad sanationem completam nicht selten als dubiös bezeichnet werden muß. Die Behandlung hat sich gegen die Überproduktion der Hornsubstanz zu richten. Man erreicht diesen Zweck durch verschiedene erweichende und die Abstoßung der Epidermis befördernde Mittel. In erster Reihe steht hier, abgesehen von regelmäßigen Waschungen mit heißem Seifenwasser und dem häufigen Gebrauch von warmen Bädern, Auftragung von Sapo kalinus (nicht Sapo viridis). Die Kaliseife wird mit einem Flanellappen oder Borstenpinsel auf die betreffenden Stellen aufgetragen; darüber kommt dann eine Mullbinde. Je nachdem es vertragen wird, kann man die Seife während einiger Stunden liegen lassen; ist das Brennen aber zu stark, so daß eine Hautentzündung einzutreten droht, so wird die Seife nach ein bis zwei Stunden mit warmem Wasser entfernt. Der Intensität des Lichen pilaris entsprechend muß die Applikation der Seife wiederholt werden. Außerdem kommen noch Schwefel-, β-Naphthol-, Chrysarobin- und Pyrogallus enthaltende Zusammensetzungen in Betracht. Der sonst vielfach ähnlichen Zwecken dienende Teer ist beim Lichen pilaris deshalb nicht anzuwenden, weil sich hier zu leicht eine Teerfollikulitis bilden kann. Die Schwefelsalbe wird in einer Konzentration von 10—30 Proz. mit 5—10 Proz. Natron oder Kali carbonicum (s. o.) verordnet oder kommt als modifizierte Wilkinsonsche Salbe (ohne Teer) zur Anwendung:

Rp.	Sulfur. praecipitat.	15,0
	Sapon. kalin.	
	Vaselin. flav.	āā 30,0
	Pumic. pulverisat.	10,0
M. f. ungt.	D. S. Äußerlich.	

Die β-Naphtholsalbe wird in der Konzentration von 5—10 Proz. mit Lanolin verschrieben, oder man kann das modifizierte Ungt. Naphthol. compos. (Kaposi) verordnen:

Rp.	Lanolin.	
	Vaselin. flav.	
	Sapon. kalin.	āā 50,0
	β-Naphthol.	15,0
	Cret. alb. pulverisat.	10,0
M. f. ungt.	D. S. Äußerlich.	

Eventuell kann man eine stärkere β-Naphtholsalbe:

Rp. β-Naphthol. 10,0
Lanolin.
Sapon. kalin. āā 20,0
M. f. ungt. D. S. Äußerlich.

einige Abende hintereinander je eine halbe Stunde bis eine Stunde einwirken und dann abwaschen lassen. Chrysarobin oder Pyrogallussäure kommen als 10—20proz. Salben zur Verwendung. Treten nach diesen ziemlich stark wirkenden Präparaten Reizerscheinungen auf, so muß man milde Salben verordnen.

Ehrmann berichtet über Heilung eines rebellischen Falles, der den verschiedensten Methoden Trotz geboten, durch den Gebrauch von Franzensbader Moorbädern, ein Verfahren, das eventuell auch in Form von Moorumschlägen Anwendung finden könnte. Ob diese Behandlung, über die mir persönliche Erfahrungen fehlen, von anderer Seite erfolgreich befunden, ist mir nicht bekannt. Ebenso kann ich über die von Besnier empfohlene Anwendung des Mikrobrenners für ausgeprägtere Fälle mich nicht äußern — eine Methode, die die Geduld der Patientinnen auf eine nicht minder harte Probe als die des Arztes stellen dürfte. Dagegen kann ich als mechanische Behandlung die Anwendung einer Feile empfehlen, wie sie von Conze angegeben ist. Statt dieses Instrumentes kann auch der Bimsstein benutzt werden, mit dem die Haut entweder trocken oder feucht — dann allerdings weniger wirksam — abgerieben wird. Ich selbst habe, um etwas exakter vorzugehen, den Bimsstein, bzw. den in der Zahnheilkunde gebräuchlichen Karborund in Form von Halbkugeln und Zylindern als Rotationsinstrumente anfertigen lassen. Diese Rotationsapparate werden benutzt, nachdem die zu behandelnde Haut mit Wasser befeuchtet ist. Um den Effekt zu erhöhen, kann das Wasser durch eine Sodalösung oder durch eine flüssige Seife, am einfachsten durch eine flüssige Glyzerinseife, ersetzt werden. Zu weiterer Verstärkung der Wirkung kann eine Mischung aus flüssiger Glyzerinseife mit Bimssteinpulver benutzt werden, Am stärksten ist die Wirkung der Rotationsinstrumente, wenn sie auf der trockenen Haut angewandt werden. Allerdings muß mit der Möglichkeit einer Hautreizung gerechnet werden.

Bei Beginn der Behandlung des Lichen pilaris müssen die Patientinnen aufmerksam gemacht werden, daß zuerst infolge der unvermeidlichen Reizung durch scharfe Medikamente ein schlechteres Aussehen der Arme sich einstellt, und daß das Leiden, abgesehen von seiner Hartnäckigkeit, in ausgesprochenen Fällen große Neigung zu Rückfällen hat.

Eine weitere, vom Standpunkt des Kosmetikers aus meist nur Damen interessierende Affektion stellt das Xanthoma palpebrarum dar, jene gelblichen flachen Einlagerungen der Haut (Xanthoma planum) oder seltener geschwulstartige Bildungen (Xanthoma tuberosum) auf den Augenlidern und der dem Canthus internus benachbarten Nasenhaut. Ihre Größe schwankt von der eines Stecknadelkopfes bis zu fast kleinbohnengroßen Gebilden, die durch Konfluenz noch größer erscheinen. Zur Beseitigung dieser äußerst hartnäckigen Entstellung kann man einen vorsichtigen Versuch mit 5proz. Sublimatkollodium machen (Vorsicht, daß davon nichts ins Auge kommt!), oder aber die Elektrolyse in Anwendung ziehen, unter der diese Neubildungen bisweilen zum definitiven Schwinden gebracht werden. Relativ gute Resultate erzielte ich mit der mehrfach wiederholten Applikation von 4proz. Chlorzinkkollodium. (Über dessen Anwendung siehe Seite 38.) Mit dieser Lösung darf nur jedesmal ein Augenlid behandelt werden, da die Reaktion sonst bezüglich der Schwellung wie auch des Schmerzes meist sehr stark ist. Eine Exzision ergibt ein zufriedenstellendes Resultat, wenn die Neubildung bis in die Umgebung total entfernt ist. Eine definitive Beseitigung der Xanthome konnte ich mit Radium und Mesothorium erreichen, wobei auf die Applikation der Kapsel wegen der Nähe des Auges besondere Sorgfalt zu verwenden ist. Allerdings muß mit dem Auftreten unangenehmer Nebenwirkungen gerechnet werden (S. 114).

Der Nasenröte wurde bereits bei Besprechung der Teleangiektasien, der Rosacea sowie des Frostes Erwähnung getan. Diejenige rote und rotbläuliche Verfärbung der Nase, deren Grundlage in einer passiven Hyperämie liegt, zu bekämpfen, ist recht schwierig. Abgesehen von den bereits angegebenen Verfahren — im wesentlichen kommen hier Skarifikationen, Elektrolyse, Kohlensäureschnee, das Ichthyol nebst seinen Ersätzpräparaten sowie Umschläge mit 5proz. Alaunlösung in Frage — kann man nach Bruck palliativ Benzinumschläge anwenden lassen. Die Nasenröte tritt besonders bei Temperaturwechsel stark hervor. Die Patienten werden angewiesen, bei kälterer Jahreszeit unmittelbar vor dem Verlassen des Zimmers oder vor dem Betreten desselben für wenige Sekunden mit Benzin getränkte Läppchen auf die Nase zu legen, wodurch für einige Zeit das entstellende Rot gemildert wird und weniger auffällig erscheint.

Die Gesichtsmassage zu »Schönheitszwecken«, die in der letzten Zeit ein gewisses aktuelles Interesse gewonnen, hat leider nicht in vollem Maße das gehalten, was man von ihr erwartet hatte. Auf einen gewissen Erfolg darf gerechnet werden, wenn es sich darum handelt, den Turgor der erschlafften Gesichtshaut — ganz allgemein gesagt — wieder zu heben. Es sind hier weniger Streichungen als vielmehr vorsichtige Erschütterungen angezeigt; dieselben können teils mit den Fingern, teils mit einem Vibrationsapparat — und zwar stets nur mit einem geringen Druck — ausgeführt werden. Beim Vibrationsapparat empfiehlt sich die Anwendung eines kleineren, plattenförmigen, mit Gummi bekleideten, exzentrisch befestigten Ansatzstückes. Oder aber es kann ein glockenförmiger, etwas größerer, aus elastischem Gummi bestehender Ansatz benutzt werden, der durch plattes Anlegen seines Randes auf das Gesicht neben der Erschütterung in gewissem Sinne saugend und auf diese Weise — wenn auch in geringem Maße — hyperämisierend wirkt. Eine Hyperämisierung wird auch durch Hochfrequenz (Radiolux, s. Abb. 20) erzielt. Auch zur Beseitigung der höheren Grade der Erschlaffung der Gesichtshaut und -muskulatur, der Furchen-, Falten- und Runzelnbildung wurde die Gesichtsmassage herangezogen.

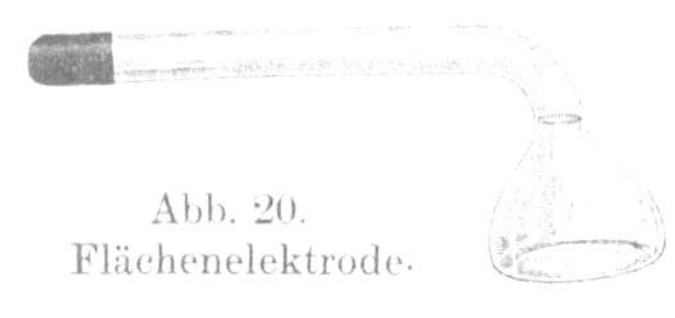
Abb. 20. Flächenelektrode.

Mit der Ausübung der Gesichtsmassage durch Laien wird in der letzten Zeit recht viel Unfug getrieben. Die Manipulationen werden hier meist zu kräftig ausgeführt nach dem Grundsatze: »Viel hilft viel«. Dadurch kommt es leicht zu Zerreißungen in der Haut und in dem unter ihr liegenden Gewebe sowie zu Sugillationen. So wird durch unberufene Hände das gerade Gegenteil von dem erreicht, was angestrebt wurde.

Um diesem Übelstande zu begegnen, ist es für den Arzt, der sich mit Kosmetik beschäftigt, von Vorteil, wenn er sich mit der kosmetischen Massage etwas vertraut macht. Ihre spezielle Ausbildung verdanken wir in erster Reihe Zabludowski. Mit Recht führt dieser Autor aus, daß die Massage zu kosmetischen Zwecken oft nicht auf das Gesicht beschränkt bleiben darf, besonders dann, wenn es sich um Kongestionen zum Gesicht, wie z. B. bei der Rosacea, handelt. Hier ruft eine zweckentsprechend ausgeführte Körpermassage, speziell des Abdomens, eine Ableitung des Blutzuflusses zum Gesicht hervor und bewirkt so auch ein besseres Aussehen des letzteren. Natürlich darf die Massage dabei nicht als ausschließliche Behandlung gelten, sie ist vielmehr nur als Unterstützungsmittel anzusehen.

Für die spezielle Massage des Gesichtes und Halses, die zur Erzielung eines deutlichen Erfolges mehrere Wochen, ja Monate, fortgesetzt werden muß, macht Zabludowski folgende Angaben: Die am besten morgens vorzunehmende Massage dauert eine Viertelstunde. Behaarte Stellen, sowohl rasierte wie unrasierte, werden mit den Fingern umgangen. Der Massierende steht (1—3, 7—9) zur Seite oder (4—6, 10) hinter dem Patienten,

1. Streichendes Kneten der Stirn.

Die knetende rechte Hand bewegt sich in querer Richtung der Stirn zickzackförmig, vom Nasenbein anfangend, über die Stirn fort bis zum Ansatz der Haare, während die linke Hand in leicht streichender Bewegung, an den Vorsprüngen an der Stirn anfangend, in der Längsrichtung der Stirn sich bis zum Scheitel des Hinterkopfes hinzieht.

2. Knetung der Nase mit den Kuppen der Nagelglieder des Daumens und des Zeigefingers der rechten Hand.

Die zickzackförmige, leicht vibrierende Bewegung setzt sich von der Nasenspitze bis zur Nasenwurzel fort und verbreitet sich seitlich über die Nasenflügel. Die linke Hand des Masseurs stützt den Hinterkopf.

3. Knetung der linken Backe, Doppelbewegung.

Die halbgeschlossene rechte Hand bewegt sich in der Querrichtung des Gesichtes von innen nach außen, und umgekehrt, und steigt gleichzeitig, vom Unterkiefer anfangend, bis zum Backenknochen unterhalb der unteren Augenlider hinauf.

4. Knetung der rechten Backe mit beiden halbgeschlossenen Händen in der Querrichtung des Gesichtes.

Hauptsächlich arbeiten die Daumen und der Zeigefinger; letztere sind im rechten Winkel gebeugt. Die Bewegung dehnt sich vom Unterkiefer und dem rechten Ohre über dem Backenknochen bis unterhalb des rechten Unterlides aus.

5. Glättung der Stirnfurchen.

Streichung mit den Zeige- und Mittelfingern beider Hände in der Querrichtung der Stirn, von der Mittellinie anfangend, bis zur Schläfengegend.

6. Erschütterung des Gesichtes.

Die Finger beider Hände, mit Ausnahme der Daumen, sind an den Backen zwischen Backenknochen und aufsteigendem Unterkieferast angelegt und werden in Schüttelbewegung versetzt, indem die Fingerspitzen in möglichst schnellem Tempo abwechselnd sich einander nähern und voneinander entfernen. Nach einer Anzahl von Schüttelungen an einer Stelle des Gesichts werden die »zitternden Finger« an eine andere Stelle gebracht. Die Daumen schweben frei in der Luft.

7. Streichung der Furchen unter den Augen mit den beiden Daumen.

Die Bewegung beginnt am Nasenrücken, an der Nasenwurzel, und setzt sich über den Backenknochen, unterhalb des unteren Augenlides, bis in die Schläfengegend hinein, fort.

8. Streichung der Furche zwischen Kinn und Unterlippe.

Der Strich, mit beiden Daumen geführt, beginnt dicht unterhalb der Unterlippe und setzt sich bis zu den aufsteigenden Ästen des Unterkiefers fort. Der Masseur steht rechts von dem Patienten.

9. Knetung des Halses.

Die Bewegung beginnt dicht unterhalb des Kinnes, an der Gurgel sich herablassend und die Halsrichtung bis zur Ansatzstelle des Brustbeines verfolgend.

10. Streichendes Kneten der rechten Schulter.

Während die rechte Hand, von dem oberen Drittel des rechten Oberarmes beginnend, knetende Bewegungen in der Querrichtung bis über das Schultergelenk hinaus macht, fährt die linke Hand in streichender Bewegung, an die rechte Hand anschließend, über die Schultergegend hinauf am Halse bis zur Höhe des Ohres.

Die Falten, Furchen und Runzeln zeigen sich nicht nur bei älteren Leuten, sondern bisweilen schon frühzeitig auch bei jüngeren Individuen. Um sie weniger sichtbar hervortreten zu lassen, werden von Damen im allgemeinen Puder oder Schminken angewandt. Handelt es sich aber darum, diese lästigen Zeichen nicht nur zu verdecken, so können wir vermittelst einer kutanen Infiltration mit sterilisierter physiologischer Kochsalzlösung sie für kurze Zeit bannen. Eine völlige Ausfüllung der Vertiefungen kann durch eine Paraffininjektion erreicht werden. Will man weder diese noch die Kochsalzlösung anwenden, so ist neben der soeben erwähnten Massage, die stets in senkrechter Richtung zum Verlaufe der Runzeln stattzufinden hat, ein Versuch mit den Bierschen Sauggläsern gestattet. Für diesen Zweck benutzt man längliche Glocken, deren Rand mit einer Gummieinfassung versehen ist; die Saugungen werden mehrmals am Tage je eine Viertel- bis halbe Stunde mit permanenten Unterbrechungen ausgeführt; bei konsequenter Anwendung des

Verfahrens kann der Erfolg erzielt werden, daß die Runzeln weniger deutlich zutage treten. Über die in Frankreich geübte d'Arsonvalisation zur Beseitigung der Runzeln fehlen mir persönliche Erfahrungen. Dagegen möchte ich vor der Benutzung von Masken aus elastischem Gummi warnen, deren Zweck die Glättung der Gesichtshaut, die Beseitigung von Falten und Runzeln ist. Diese Gummimasken werden während der Nacht, eventuell auch mehrere Stunden am Tage, auf dem Gesicht straff befestigt, ein Verfahren, das bei uns nur selten, in Frankreich dagegen häufiger Anwendung findet. — Auf demselben Prinzip beruht die Benutzung von englischem oder (nicht hautreizendem) Heftpflaster (Leukoplast), welches, nachdem die Furchen glatt gezogen, während der Nacht auf die Stirn geklebt wird. Allzugroße Hoffnungen auf Erfolg dürfen auch auf diese Verfahren nicht gesetzt werden.

Der in Deutschland wohl kaum geübten Emaillierung des Gesichtes will ich nur der Vollständigkeit halber Erwähnung tun, um sogleich ihre Nachteile hervorzuheben. Damen, deren Gesicht mit einer pastenartigen Schminkmasse bedeckt ist, dürfen naturgemäß, um diese Paste nicht abbröckeln oder abbrechen zu lassen, die Gesichtsmuskulatur möglichst wenig bewegen, d. h. Lachen ist direkt verboten und das Sprechen auf ein Minimum zu beschränken. Bei der Emaillierung des entblößt getragenen Halses oder der Schultern, die auch bisweilen ausgefüllt werden sollen, sind selbstverständlich alle entsprechenden Bewegungen, die eine Zerstörung des Kunstwerkes hervorrufen können, streng zu vermeiden. Die Emaillierung darf natürlich nur wenige Stunden getragen und muß dann entfernt werden. Bei häufiger Wiederholung leidet wie bei jedem Schminken die Haut beträchtlich, und so wird das ursprüngliche Leiden immer mehr verschlimmert. Dementsprechend dürfte die Emaillierung vom ärztlichen Standpunkt aus wohl nur ganz ausnahmsweise gestattet sein.

Anhang.

Wasser, Gesichtswaschungen, Bäder. — Fette. — Seifen. — Salben.

Wir haben uns, meine Damen und Herren, im Verlauf unserer Besprechungen so häufig über Wasser, Seife und Fette unterhalten, daß es angezeigt erscheint, über diese drei wichtigen Faktoren der Dermatotherapie noch einige, wenn auch kurze, zusammenhängende Mitteilungen zu machen, soweit sie für das Gebiet der Kosmetik in Betracht kommen.

Das Wasser wird zur täglichen Reinigung des Körpers benutzt; die Wirkung des Wassers ohne andere Zusätze besteht in einer Quellung der Hornschicht; dieser Effekt tritt um so stärker hervor, je länger (in Form von Bädern) und je heißer es angewandt wird. Des weiteren wird durch das Wasser der Haut (wenn auch in geringerem Grade) Fett entzogen, eine Wirkung, die besonders bei der Verwendung des Wassers zusammen mit Seife zutage tritt. Eine weitere Wirkung kommt dem Wasser außerdem noch insofern zu, als die in dem sogenannten harten Wasser enthaltenen Kalk- und Magnesiumsalze eine empfindliche Haut reizen, sie spröde machen. Es konnte daher bei der Besprechung der Asperities faciei darauf hingewiesen werden, daß bei hohen Graden dieses Leidens Wasser zeitweise ganz zu vermeiden und bei Besserung des Zustandes weiches, abgekochtes Wasser, eventuell mit Zusatz von Borax oder Glyzerin, zu benutzen sei. Im Gegensatz zu dieser Affektion kommt das Wasser je häufiger desto besser und in möglichst hohen Temperaturen bei der Seborrhoe und den diesem Leiden nahestehenden Zuständen zur Verwendung.

Über die Häufigkeit der Gesichtswaschungen allgemeine Regeln aufzustellen, ist nicht möglich. Sehen wir von gewerblichen Tätigkeiten ab, die ein häufigeres Waschen am Tage erforderlich machen, so reicht bei normaler Haut im allgemeinen eine einmalige Waschung des Morgens aus, da eine zweite Waschung des Abends vor dem Schlafengehen von den meisten Menschen nicht vertragen wird, sie werden durch dieselben »zu frisch« und können nicht schlafen. Besteht dieser Übelstand aber nicht, so ist es empfehlenswert, außer morgens auch noch abends das Gesicht zu waschen. Auch über die Häufigkeit des Badens lassen sich keine Regeln aufstellen; bei normaler Haut genügt es, wöchentlich zweimal warm zu baden, da häufiger genommene warme Bäder der Haut nicht zuträglich sind; Personen, die täglich warm baden, erschlaffen leicht; außerdem wird ihre Haut gegen äußere Einflüsse gewöhnlich sehr empfindlich, so daß sie leicht einer Erkältung ausgesetzt sind. Diesem Übelstande kann durch eine kurze kalte Dusche nach dem warmen Bade begegnet werden. Aber auch tägliche Körperwaschungen oder Duschen werden nicht immer vertragen, weil die Haut danach oft trocken und spröde wird. Dieser Nachteil läßt sich vermeiden, wenn nach dem Bade die Haut eingefettet wird, ein etwas umständliches Verfahren, zu dem unserer schnellebigen Generation meist die

Geduld fehlt. Die Zeit der Römer, bei denen sich ein großer Teil des Geschäfts- und Gesellschaftslebens in den herrlichen Bädern abspielte, ist eben vorüber.

Wenden wir uns nunmehr der Besprechung der Fette und Seifen zu, so muß ich Ihnen zuerst eine Definition der Fette geben. Unter Fetten versteht man im chemischen Sinne die neutralen Glyzerinester der höheren Fettsäuren wie Ölsäure, Palmitinsäure, Stearinsäure. Der Ester der Ölsäure, das Olein ist flüssig, während andererseits der der Stearinsäure, das Stearin, fest ist.

Die natürlichen Fette, sowohl die animalischen als auch die vegetabilischen Fette, sind keine reinen Körper, sondern Gemische verschiedener Fette. Ihre Konsistenz ist fest oder weich oder flüssig und ist abhängig von dem Gehalt an Stearin und Olein.

Die Fette sind in Wasser unlöslich, lösen sich in geringer Menge in Alkohol, leichter in Chloroform, Äther und Benzin. Sie dienen als Schutzmittel der Haut gegen äußere Schädlichkeiten und dringen teilweise in die Haut; diese wird dadurch turgeszent, erhält Glanz und ist gegen Sprödigkeit geschützt. Außerdem dienen die Fette als Salbengrundlage sowohl für sich allein als auch gemischt mit anderen Substanzen, wie z. B. Wachs.

Von den tierischen Fetten haben richtige Salbenkonsistenz die Butter, die ungesalzen früher ebenso wie das Gänseschmalz viel verwendet wurde, aber wegen der Eigenschaft, ranzig zu werden, ganz aufgegeben ist, während das Schweineschmalz (Adeps suillus, Axungia porci) bis vor einigen Jahren noch vielfach mit Vorteil als Salbe benutzt wurde.

Unter den Pflanzenfetten ist, abgesehen von dem in Deutschland kaum gebrauchten Kokosöl und Palmöl, kein einziges, das allein als Salbengrundlage zur Verwendung kommen kann, da ihnen die Salbenkonsistenz mangelt; man bedarf hierfür stets des Zusatzes anderer Stoffe. Die pflanzlichen Fette sind haltbarer als die animalischen.

Die Fette werden beim Kochen mit kaustischen Alkalien und Metalloxyden gespalten in Glyzerin und die betreffende Fettsäure. Die erhaltenen Produkte, die fettsauren Salze, werden Seife genannt, der eben geschilderte Prozeß wird als Verseifung bezeichnet. Die fettsauren Alkalien (Alkaliseife) sind wasserlöslich und werden in sehr verdünnter Lösung gespalten in freie Fettsäure und basisch fettsaure Salze. Die Salze der alkalischen Erden, wie Kalk- und Magnesiumsalze, sind in Wasser unlöslich; die fettsauren Salze des Bleioxyds, die Bleiseifen, werden auch Pflaster genannt.

Unter den Alkaliseifen hat man zu unterscheiden die Natron- und Kaliseifen, erstere werden auch, weil sie fest und hart sind, als Kernseifen bezeichnet. Die Kaliseifen werden wegen ihrer weichen und schmierigen Beschaffenheit auch Schmierseifen genannt. Die reinigende Wirkung der Seife beruht darauf, daß, wie oben angegeben, durch das Wasser eine Zersetzung der Seife stattfindet, indem basisch fettsaures Alkali gebildet wird, welches fettlösend und fettemulgierend und dadurch reinigend wirkt.

Für die Pflege der normalen Haut ist es von größter Wichtigkeit, daß die zur Verwendung kommende Seife kein freies Alkali enthält, da dieses der Seife reizende Eigenschaften verleiht. Die Entfernung des Alkalis wird erreicht durch das sogenannte Aussalzen der Seife, d. h. es wird die sogenannte Seifenlauge oder der Seifenleim mit Kochsalz versetzt, wodurch die Seife abgeschieden und das in der Lösung gebliebene Alkali durch Kolieren und Pressen oder auch durch das von Liebreich in die Seifentechnik eingeführte Zentrifugieren entfernt wird.

Um eine möglichst neutrale Seife zu erhalten, hat Unna die sogenannte überfettete Seife in die Therapie eingeführt. Es sind dies Seifen, bei denen mit einem Überschuß von Fett gearbeitet wird.

Die Seifen dienen auch als Vehikel für die verschiedensten Medikamente; sie sind für viele Substanzen ein geeigneteres Aufnahmemittel als Salben; sie dringen leichter in die Haut ein, wobei gleichzeitig der Wirkung der Seifen als solcher eine Rolle zukommt. Manche Stoffe, die in Fetten unlöslich sind, sind in Seife löslich und können durch einen Zusatz von Seife in eine wirksame Form gebracht werden. Andererseits sind aber einige Substanzen für die Verordnung mit Seife ausgeschlossen, da sie auf letztere zersetzend einwirken, z. B. die Salze der schweren Metalle.

Die für kosmetische Zwecke zu verwendenden Seifen habe ich bereits bei den entsprechenden Affektionen angegeben und brauche sie daher hier nicht zu wiederholen; auch möchte ich davon absehen, Ihnen lange Rezepte für komplizierte Seifen zu geben, da sie wohl kaum jemals Gelegenheit haben, solche in der Apotheke anfertigen zu lassen.

Salben sind eine für die äußere Anwendung bestimmte Arzneiform von weicherer Konsistenz, die ohne Anwendung von Gewalt sich leicht auf der Hautoberfläche verreiben lassen. Der Zusammensetzung nach bestehen die Salbengrundlagen, wie oben angegeben, aus animalischen oder vegetabilischen Fetten.

Welche Erfordernisse hat man, abgesehen von der Konsistenz,

an eine gute Salbengrundlage zu stellen? In erster Linie kommt die Reizlosigkeit in Frage, ferner die Beständigkeit: Die Salbe darf sich überhaupt nicht oder nur sehr schwer zersetzen, namentlich dürfen bei der Zersetzung nicht Produkte gebildet werden, die bei der Einwirkung auf die Haut reizende Eigenschaften äußern können. Außerdem ist es erwünscht, in manchen Fällen selbst notwendig, daß die Salbe die Fähigkeit besitzt, ein gewisses Quantum Flüssigkeit in sich aufzunehmen, ohne dabei den Salbencharakter zu verlieren. Endlich ist es manchmal von Bedeutung, eine Salbengrundlage zu besitzen, die in die Haut mehr oder weniger eindringt.

Die Butter hat ein großes Aufnahmevermögen für Wasser, wird aber leicht ranzig. Schweineschmalz ist etwas beständiger, nimmt auch Wasser auf, wenngleich in geringerem Maße als Butter, und wurde früher als billiges Material vielfach gebraucht. Manche Haut, welche die üblichen Fette nicht verträgt, verträgt gerade das Schweinefett recht gut, wenn es nur der einen bestimmten Anforderung genügt, d. h. nicht ranzig ist.

Die pflanzlichen Fette sind zwar wesentlich beständiger als die animalischen und zersetzen sich nicht so leicht. Es gibt aber, wie gesagt, kein einziges, welches die richtige Salbenkonsistenz besitzt, so daß wir immer nur Mischungen von pflanzlichen mit tierischen Fetten oder Wachs oder von verschiedenen pflanzlichen Fetten untereinander benutzen können.

An Stelle der Fette ist von Liebreich das gereinigte Wollfett unter dem Namen Lanolin in die Therapie eingeführt worden. Das Wollfett ist kein eigentliches Fett, es ist vielmehr ein Cholesterinester und unterscheidet sich von den Fetten auch dadurch, daß es nicht ranzig wird, wohl aber verändert es sich im Laufe der Zeit und nimmt eine zähe harzartige Beschaffenheit an, ein Zustand, in welchem es als Salbengrundlage nicht mehr zu verwerten ist. Das Lanolin zeichnet sich ganz besonders dadurch aus, daß es imstande ist, große Mengen Wassers in sich aufzunehmen; ein derartiges mit 20 Proz. Wasser gemischtes Wollfett nannte Liebreich Lanolin, während er das wasserfreie als Lanolinum anhydricum bezeichnete. Beide Präparate, auch das erstere, erhalten zweckmäßig bei ihrer Verwertung als Salbengrundlage einen Zusatz von Öl oder einem niedriger schmelzenden Fett.

Die Fähigkeit des Lanolins, ein größeres Quantum Wasser in sich aufzunehmen, führte zur Herstellung der sogenannten Kühlsalben; es sind dies Salben mit höherem Flüssigkeitszusatz. Infolge der Verdunstung der Flüssigkeit wird der Haut Wärme entzogen, und so wirken diese Salben kühlend. Ihr Gebrauch in der Kosmetik ist nicht so ausgedehnt wie in der Dermatologie; in der Kosmetik kommt dagegen das ohne Lanolin zubereitete, aber auch Flüssigkeit enthaltende Unguentum leniens, Coldcream, vielfach zur Verwendung, zu dessen Herstellung Cetaceum, Walrat, verwertet wird.

Von neueren wasseraufnehmenden Salben sei noch Eucerin, Laneps und Lovan erwähnt. Des weiteren möchte ich auf eine andere, demselben Zweck dienende Zusammensetzung hinweisen, welche der Anforderung, wässerige Lösung in sich aufzunehmen, in weit höherem Maße als die übrigen hier in Frage kommenden Substanzen genügt. Es ist dieses eine als Eumattan bezeichnete Mischung von Lanolin, Vaselin und ganz geringen Mengen von Carnaubawachs. Dieses Präparat nimmt bis zu zwölf Teilen Wassers auf, an dessen Stelle wässerige medikamentöse Lösungen gesetzt werden können. Bei den gebräuchlichen Substanzen genügt die vier- bis fünffache Menge einer Flüssigkeit, um den Anforderungen einer Kühlsalbe zu entsprechen. Die zur Verwendung kommenden Zusätze sind: Liquor Aluminii acetici in 5 Proz. Lösung, Borsäure in 3 Proz., Wasserstoffsuperoxyd in der offizinellen Lösung. Letztere Mischung hält sich tatsächlich länger (ungefähr vier Wochen), als man nach dem chemischen Verhalten des Wasserstoffsuperoxyds annehmen sollte, wenn das Präparat in Zinntuben aufbewahrt wird.

Vaselin ist ein bei der Petroleumgewinnung erhaltenes Nebenprodukt, ein Gemenge verschiedener Kohlenwasserstoffe der höheren Reihe. Als das beste und der Haut zuträglichste Präparat gilt das Vaselinum americanum flavum. Das Vaselin nimmt zwar wenig Wasser auf, hat aber die richtige Salbenkonsistenz und hält sich fast unbegrenzt. Das offizinelle Unguentum Paraffini, eine Mischung aus festem und flüssigem Paraffin, findet an Stelle des Vaselins Anwendung. Es läßt sich aber nicht so leicht verreiben wie das Vaselinum americanum und ist daher weniger als dieses zu empfehlen,

Das Unguentum Glycerini besteht aus:

Amyl. tritic.	10,0
Aq. dest.	15,0
Glycerin.	100,0

und kommt als Salbe für kosmetische Zwecke bisweilen zur Verwendung, weil sich in ihm manche Sustanzen gelöst erhalten, die in anderen Salbengrundlagen unlöslich sind.

Ich habe bereits mehrfach einer neuen Salbengrundlage, des

Mattans, Erwähnung getan. Diese Salbe hat den Vorzug, auf die Haut gebracht, von derselben bald aufgenommen zu werden und keinen Glanz, sondern ein mattes Aussehen zu hinterlassen. Diese Eigenschaft verdankt die Salbe einem Zusatz von sogenanntem Gleitpuder. Unna und G. Pinkus nennen Gleitpuder Pulver, deren einzelne Körnchen eine sehr geringe Adhäsion aneinander haben, weil sie imstande sind, die Luft um sich herum so zu kondensieren, daß sie gewissermaßen ein Polster, einen Wall bildet, der die Körnchen vor direkter gegenseitiger Berührung bewahrt. Der Repräsentant für den natürlichen Gleitpuder ist das Lycopodium, dessen einzelne Körner keine glatte, sondern eine gekörnte Oberfläche haben. Das Mattan selbst besteht aus einem Gleitpuder, der mit Wachs behandelt ist, sowie Vaselin und Wasserzusatz. Gegenüber anderen wasserhaltigen Fetten, die Amylum enthalten, wird das Mattan nicht sauer.

Will man eine Salbe parfümieren, so genügt im allgemeinen ein Zusatz von einem Tropfen Rosenöl auf 30 Gramm Salbe, oder aber man kann, um einen anderen Geruch zu erzielen, auf das gleiche Quantum Salbe folgende Mischung zusetzen:

Ol. Gaulther. gtt. I
Ol. Bergamott.
Ol. Citr. ää gtt. III

Außerdem verweise ich Sie auf die bei der Zusammensetzung der Lanolincrême angegebene Parfümierung (S. 104).

Wegen seiner physikalischen Eigenschaften steht das Glyzerin zu den Fetten in einer gewissen Beziehung. Das Glyzerin, welches bei der Verseifung von Fetten erhalten wird, ist ein dreiatomiger Alkohol und bildet eine farb- und geruchlose, klare, neutral reagierende Flüssigkeit von sirupartiger Konsistenz, die sich mit Wasser und Alkohol in jedem Verhältnis mischt. Das unverdünnte Glyzerin ist stark hygroskopisch, entzieht dem Gewebe Wasser und wirkt infolgedessen austrocknend und auf die Haut reizend; dagegen ist das mit Wasser verdünnte Glyzerin reizlindernd und übt dadurch auf eine empfindliche Haut einen günstigen Einfluß aus. Die Anwendung des Glyzerins an behaarten Stellen ist nicht zweckmäßig, da es eine Verklebung der Haare veranlaßt.

Meine Damen und Herren! Ich bin am Schluße meiner Auseinandersetzungen angelangt. Ich hoffe, Sie haben den Eindruck gewonnen und werden die Überzeugung mit sich nehmen, daß die Kosmetik nicht als Quantité négligeable in der Medizin zu betrachten ist, daß sie vielmehr ein Gebiet umfaßt, dessen gründliche Kenntnis für den in praktischer Tätigkeit stehenden Arzt von Bedeutung und Wichtigkeit ist, daß der Arzt bei Beherrschung der Methoden mit einfachen Mitteln bei kosmetischen Leiden oft Erfolge erzielen kann in Fällen, von denen leider nur zu häufig — zum Schaden des ärztlichen Ansehens wie zum Schaden des leidenden Publikums — gesagt wird: »Es nützt doch nichts.« Zeigen Sie durch Ihre Kunst, daß der Satz berechtigt ist:

»Gegen kosmetische Leiden gibt es ärztliche Hilfe!«

Namen- und Sachverzeichnis.

Druck von Breitkopf & Härtel in Leipzig.

Elektrotherapie. Ein Lehrbuch. Von Dr. **Josef Kowarschik,** Primararzt, Vorstand des Institutes für Physikalische Therapie im Kaiser-Jubiläums-Spital der Stadt Wien. Mit 255 Abbildungen und 5 Tafeln. 1920.
Preis M. 40.—; gebunden M. 46.80

Die Diathermie. Von Dr. **Josef Kowarschik,** Primararzt, Vorstand des Institutes füı Physikalische Therapie im Kaiser-Jubiläums-Spital der Stadt Wien. Dritte, vollständig umgearbeitete Auflage. Mit 89 Textfiguren. 1921.
Gebunden Preis M. 57.—

Lehrbuch der Diathermie für Ärzte und Studierende. Von Dr. **Franz Nagelschmidt** in Berlin. Zweite, durchgesehene Auflage. Mit 155 Textabbildungen. 1921. Preis M. 56.—; gebunden M. 64.—

Physikalische Therapie innerer Krankheiten. Von Dr. med. **M. van Oordt,** leitender Arzt des Sanatoriums Bühler Höhe. Erster Band: Die Behandlung innerer Krankheiten durch Klima, spektrale Strahlung und Freiluft (Meteorotherapie). Mit 98 Textabbildungen, Karten, Tabellen, Kurven und 2 Tafeln. (Aus „Enzyklopädie der klinischen Medizin", Allgemeiner Teil.) 1920. Preis M. 48.—

Die Praxis der physikalischen Therapie. Ein Lehrbuch für Ärzte und Studierende. Von Dr. **A. Laqueur,** leitendem Arzt der Hydrotherapeut. Anstalt und des Medikomechanischen Instituts am Städtischen Rudolf Virchow-Krankenhause zu Berlin. Zweite, verbesserte und erweiterte Auflage der „Praxis der Hydrotherapie". Mit 98 Textfiguren. 1922. Gebunden Preis M. 250.—

Röntgentherapeutisches Hilfsbuch für die Spezialisten der übrigen Fächer und die praktischen Ärzte. Von Dr. **Robert Lenk,** Assistent am Zentralröntgenlaboratorium des Allgemeinen Krankenhauses in Wien. Mit einem Vorwort von Professor Dr. Guido Holzknecht. Zweite, verbesserte Auflage. Erscheint im Herbst 1922

Die Röntgentherapie in der Gynäkologie. Von Privatdozent Dr. med. **F. Kirstein,** Assistenzarzt der Universitäts-Frauenklinik zu Marburg a. L. 1913. Preis M. 4.—

Taschenbuch der Röntgenologie für Ärzte. Von Dr. med. **Henri Hirsch,** Facharzt für Strahlentherapie in Hamburg, leitender Arzt der Röntgentherapeutischen Abteilung am Städt. Krankenhaus Altona, und Dr. med. **Rud. Arnold,** Facharzt für Röntgenologie in Hamburg, früher leitender Arzt der Staatl. Untersuchungsstelle in Bad Ems. Mit 62 Textabbildungen. 1922.
Preis M. 48.—

Röntgentherapie (Oberflächen- und Tiefenbestrahlung). Von Dr. **H. E. Schmidt.** Sechste, neubearbeitete Auflage. Herausgegeben von Dr. **A. Heßmann,** leitendem Arzt der Röntgenabteilung des Krankenhauses „Am Urban", Berlin. Mit etwa 75 Textabbildungen. (Verlag von August Hirschwald in Berlin.)
Erscheint im November 1922.

Hierzu Teuerungszuschläge.